産婦人科へ
つなぐ
日常診療での
女性のミカタ

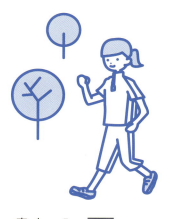
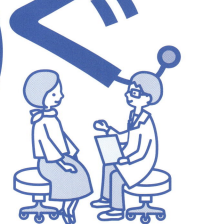

編集 木村 正
大阪大学大学院医学系研究科
産科学婦人科学教室教授

本書に記載されている薬剤の使用にあたっては，医薬品添付文書などをご参考いただき，ご自身の判断のもと細心の注意を払って使用していただきますようお願い申し上げます。
本書記載の治療法，医薬品の使用法によって生じたいかなる問題についても，編集者・著者・出版社はその責任を負いかねますのでご了承ください。

序文

　日本は女性に冷たい国だ，とよくいわれます．医療現場ではどうでしょうか？　さまざまな診療科の患者さんの半分は女性のはずです．女性特有の月経に関する問題，妊娠に関する問題，性に関する問題などは，患者背景として非常に重要なものです．また，さまざまな基礎疾患をもつ女性が妊娠を希望したとき，その段階で変更すべき薬が継続されたり新たに服用すべき薬が必ずしも処方されていない現状もあります．婦人科悪性腫瘍，特に卵巣がんや子宮肉腫の患者さんのうち，かなりの割合で内科が初診科となります．女性平均寿命が87歳に近づこうとしている現在，ヒトとしての設計図を超えて長生きする時代ということができ，中高年女性の総合的ヘルスケアを，女性特有の悪性腫瘍リスクも考えながら行ってゆかねばなりません．産婦人科は妊娠・出産だけではなく，女性の一生の健康に最も関係する診療科であるのに，日本の医師臨床研修制度は初期研修において小児科，外科，精神科とともに必修から外してしまいました．今の制度は，「女性特有の疾患や妊娠・出産について専門家以外は知らなくてもよいのだ」と宣言しているようなものです．これでは，世の半分を占める女性の生涯の健康を守ることはできません．また，産婦人科のなかでさえ専門分化が進み，トータルとしての女性の生涯ヘルスケアに関する知識のまとめが必要な時代になりました．

　本書は，すべての医師の皆様に，「女性のミカタ（診かた）を少しでも知っていただき，女性のミカタ（味方）になっていただきたい」という気持ちで編纂いたしました．もちろん，専門的な診療は私たちが行わねばなりませんが，産婦人科疾患に全く気がつかなかったり，産婦人科受診を躊躇している女性たちの症状を聞き，専門的対処能力をもつ産婦人科医につないでいただきたいと思っています．全く気がついていない，あるいは産婦人科に行こうかどうしようかと悩める女性たちの背中を一押ししていただきたいのです．そのためには，すべての先生方のこころに産婦人科疾患を留めていただき，私たち専門家とよりよい協力関係をつくることが必要だと思っています．初期研修医の皆さんには，産婦人科が必修から外れている現在，ぜひとも本書を通じて女性のヘルスケアに必要な必要最低限の知識を身につけていただき，女性患者に幅広い観点から自信をもって診察ができるようになっていただきたいと思います．

　それぞれの章では，基本的なことから最新の知識まで幅広いエッセンスが含まれています．分担者には，読みやすいように柔らかい文体で書いていただきました．どうか，産婦人科医だけではなく，すべての診療科の先生方，さらに初期研修中の先生方に気軽に読んでいただき，皆さんに女性の味方（ミカタ）になっていただきたいと願ってやみません．

2016年6月

大阪大学大学院医学系研究科産科学婦人科学教室教授　**木村　正**

Contents

第1章 こんな症状があったら……婦人科疾患を疑うとき ―若い女性の場合―

1. 月経前の心身の変調に悩む女性のミカタ　　武田 卓　12
2. 生理痛に悩む女性のミカタ　　角張 玲沙／橋本 香映　20
3. 慢性的な下腹部の痛みに悩む女性のミカタ　　田中 稔恵／木村 正　27
4. 生理が来ない・周期が乱れる女性のミカタ　　伊東 優／熊澤 惠一　36
5. おりもの(帯下)の異常・急な下腹部の痛みに悩む女性のミカタ　　宇垣 弘美／雨宮 京夏　44

Close-Up!
- 子宮頸がん検診と予防ワクチンについて聞かれたら　　田中 佑典／上田 豊　56
- 女性アスリートたちの健康問題　　能瀬さやか　64

第2章 産前・産後の女性を支える

1. 薬を必要とする妊婦・授乳中の女性のミカタ　　村田 晋／下屋浩一郎　74
2. お産のあと元気がない女性のミカタ　　塩見 真由／味村 和哉　84
3. 食べ物が気になる妊婦・授乳中の女性のミカタ　　清水 亜麻／谷口友基子／信永 敏克　93

第3章 こんな症状があったら……女性特有の変化を疑うとき ―中高年女性の場合―

1. からだとこころの変化に悩む中高年女性のミカタ　　笹野 智之／澤田健二郎／木村 正　104
2. 高血圧・脂質異常に悩む中高年女性のミカタ　　中村 幸司／澤田健二郎　116
3. 中高年女性の「ホネ」のミカタ　　杉山三知代／森重健一郎　125
4. 頻尿・尿失禁に悩む中高年女性のミカタ　　福田 武史／角 俊幸／古山 将康　134

Close-Up!
- ホルモン補充療法について聞かれたら　　黒田 浩正／澤田健二郎／木村 正　144

第4章 こんな症状があったら……婦人科がんを疑うとき

1 月経以外の出血を訴える女性のミカタ
―接触/性交後出血・閉経後出血― 　　　　　　横井恵理子／木村　正 **156**

2 腹部膨満感・頻尿を訴える女性のミカタ
―下腹部腫瘍を忘れずに― 　　　　　　　　　石田 享相／木村　正 **166**

第5章 女性が抱えるその他の問題を考える

1 子どもがほしい女性のミカタ　　　　　　　　金　南孝／熊澤 惠一 **180**

2 今は妊娠したくない女性・
望まない妊娠に悩む女性のミカタ　　　　　　鈴木 陽介／冨松 拓治 **192**

3 性的な問題に悩む女性のミカタ　　　　　　　　　　　　甲村 弘子 **202**

4 DV被害女性のミカタ―その発見と対応―
　　　　　　　　　　　　　　　　海野ひかり／加藤 治子／山枡 誠一 **210**

序文	3
執筆者一覧	6
凡例	7
略語一覧	8
索引	222

執筆者一覧 （掲載順・敬称略）

編集 木村　正　大阪大学大学院医学系研究科産科学婦人科学教室教授

武田　卓
近畿大学東洋医学研究所所長／教授

角張 玲沙
大阪大学大学院医学系研究科産科学婦人科学教室

橋本 香映
大阪大学大学院医学系研究科産科学婦人科学教室助教

田中 稔恵
大阪大学大学院医学系研究科産科学婦人科学教室

伊東　優
大阪大学大学院医学系研究科産科学婦人科学教室

熊澤 惠一
大阪大学大学院医学系研究科産科学婦人科学教室助教

宇垣 弘美
市立伊丹病院産婦人科医長

雨宮 京夏
市立伊丹病院産婦人科主任部長

田中 佑典
大阪大学大学院医学系研究科産科学婦人科学教室

上田　豊
大阪大学大学院医学系研究科産科学婦人科学教室学内講師

能瀬 さやか
国立スポーツ科学センターメディカルセンター婦人科

村田　晋
川崎医科大学産婦人科学１講師

下屋 浩一郎
川崎医科大学産婦人科学１教授

塩見 真由
大阪大学大学院医学系研究科産科学婦人科学教室

味村 和哉
大阪大学大学院医学系研究科産科学婦人科学教室助教

清水 亜麻
兵庫県立西宮病院産婦人科

谷口 友基子
兵庫県立西宮病院産婦人科医長

信永 敏克
兵庫県立西宮病院産婦人科診療部長

笹野 智之
大阪大学大学院医学系研究科産科学婦人科学教室

澤田 健二郎
大阪大学大学院医学系研究科産科学婦人科学教室講師

中村 幸司
大阪大学大学院医学系研究科産科学婦人科学教室

杉山 三知代
岐阜大学医学部附属病院産科婦人科

森重 健一郎
岐阜大学大学院医学系研究科産科婦人科学教授

福田 武史
大阪市立大学大学院医学研究科女性病態医学講師

角　俊幸
大阪市立大学大学院医学研究科女性病態医学教授

古山 将康
大阪市立大学大学院医学研究科女性生涯医学教授

黒田 浩正
大阪大学大学院医学系研究科産科学婦人科学教室

横井 恵理子
大阪大学大学院医学系研究科産科学婦人科学教室

石田 享相
大阪大学大学院医学系研究科産科学婦人科学教室

金　南孝
大阪大学大学院医学系研究科産科学婦人科学教室

鈴木 陽介
大阪大学大学院医学系研究科産科学婦人科学教室

冨松 拓治
大阪大学大学院医学系研究科産科学婦人科学教室講師

甲村 弘子
こうむら女性クリニック院長

海野 ひかり
阪南中央病院産婦人科

加藤 治子
阪南中央病院産婦人科

山枡 誠一
阪南中央病院産婦人科部長

凡　例

本書は，患者の主訴を章ごとに分類し，女性の疾患を疑う指標としています。
各コンテンツの冒頭には「ここが Point！」を掲載し，一目でポイントや概要を掴むことができます。
また，より理解が深まるようテーマに即したバーチャル症例とその診かたを掲載しています。
※コンテンツによっては，掲載されていない項目もございます。

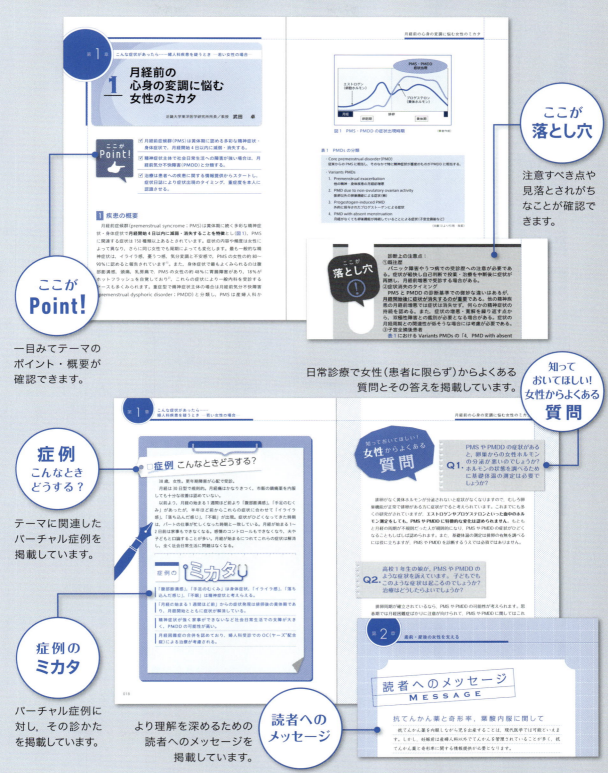

ここが Point！
一目みてテーマのポイント・概要が確認できます。

ここが落とし穴
注意すべき点や見落とされがちなことが確認できます。

症例 こんなときどうする？
テーマに関連したバーチャル症例を掲載しています。

症例のミカタ
バーチャル症例に対し，その診かたを掲載しています。

知っておいてほしい！女性からよくある質問
日常診療で女性（患者に限らず）からよくある質問とその答えを掲載しています。

読者へのメッセージ
より理解を深めるための読者へのメッセージを掲載しています。

略語一覧（本文中の主な略語を掲載）

A	**AAP**	American Academy of Pediatrics	米国小児科学会
	ACOG	American College of Obstetricians and Gynecologists	米国産科婦人科学会
	ACSM	American College of Sports Medicine	米国スポーツ医学会
	ACTH	adrenocorticotropic hormone	副腎皮質刺激ホルモン
	ADH	antidiuretic hormone	抗利尿ホルモン
	ART	assisted reproductive technology	生殖補助医療
	ASRM	American Society for Reproductive Medicine	米国生殖医学会
C	**CIN**	cervical intraepithelial neoplasia	子宮頸部上皮内腫瘍
	CLSS	core lower urinary tract symptom score	主要下部尿路症状スコア
	CPP	chronic pelvic pain	慢性骨盤痛
	CRH	corticotropin-releasing hormone	副腎皮質刺激ホルモン放出ホルモン
D	**DOHaD 説**	Developmental Origins of Health and Disease 説	
	DV	domestic violence	ドメスティック・バイオレンス
E	**EC**	emergency contraception	緊急避妊法
	ED	erectile dysfunction	勃起障害
	EPDS	Edinburgh postnatal depression scale	エジンバラ産後うつ病質問票
	E_2	estradiol	エストラジオール
F	**FASDs**	fetal alcohol spectrum disorders	胎児性アルコールスペクトラム障害
	FiRST	Fibromyalgia Rapid Screening Tool	
	FM	Fibromyalgia	線維筋痛症
	FSH	follicle-stimulating hormone	卵胞刺激ホルモン
G	**GH**	growth hormone	成長ホルモン
	GIST	gastrointestinal stromal tumor	消化管間葉系腫瘍
	GnRH	gonadotropin-releasing hormone	性腺刺激ホルモン放出ホルモン
H	**HADS**	Hospital Anxiety and Depression Scale	HAD 尺度
	HBOC	hereditary breast/ovarian cancer	遺伝性乳がん・卵巣がん
	HBV	hepatitis B virus	B 型肝炎ウイルス
	HIV	human immunodeficiency virus	ヒト免疫不全ウイルス
	HNPCC	hereditary non-polyposis colorectal cancer	遺伝性非ポリポーシス大腸がん
	HPV	human papillomavirus	ヒトパピローマウイルス
	HRT	hormone replacement therapy	ホルモン補充療法
I	**ICD-10**	International Classification of Disease 10	国際疾病分類第 10 版
	ICS	International Continence Society	国際禁制学会
	IPSS	international prostate symptom score	国際前立腺症状スコア
	IUD	intrauterine device	子宮内避妊器具
J	**JADA**	Japan Anti-Doping Agency	日本アンチ・ドーピング機構

K	KHQ	King's health questionnaire	キング健康質問票
L	LEP	low dose estrogen-progestin	低用量エストロゲン・プロゲスチン配合薬
	LH	luteinizing hormone	黄体化ホルモン
	LUTS	lower urinary tract symptoms	下部尿路症状
M	M.I.N.I	Mini-International Neuropsychiatric Interview	精神疾患簡易構造化面接法
	MWS	Million Women Study	
N	NHS	Nurses' Health Study	
	NSAIDs	non-steroidal anti-inflammatory drugs	非ステロイド抗炎症薬
O	OAB	overactive bladder	過活動膀胱
	OAB-q	overactive bladder-questionnaire	過活動膀胱質問票
	OABSS	overactive bladder symptom score	過活動膀胱症状質問票
	OC	oral contraceptives	経口避妊薬
	OHSS	ovarian hyperstimulation syndrome	卵巣過剰刺激症候群
P	PCOS	polycystic ovary syndrome	多嚢胞性卵巣症候群
	PEPI Trial	The Postmenopausal Estrogen/Progestin Interventions Trial	
	PI	pearl index	パール指数
	PID	pelvic inflammatory disease	骨盤内炎症性疾患
	PMDD	premenstrual dysphoric disorder	月経前気分不快障害
	PMS	premenstrual syndrome	月経前症候群
	PRL	prolactin	プロラクチン
	PSA	prostate-specific antigen	前立腺特異抗原
	PTWI	provisional tolerable weekly intake	暫定耐容週間摂取量
Q	QIDS-J	Quick Inventory of Depressive Symptomatology	簡易抑うつ症状尺度
S	SDS	Self-rating Depression Scale	自己評価式抑うつ性尺度
	SERM	selective estrogen receptor modulator	選択的エストロゲン受容体作動薬
	SIDS	sudden infant death syndrome	乳幼児突然死症候群
	SLE	systemic lupus erythematosus	全身性エリテマトーデス
	SMI	simplified menopausal index	簡略更年期指数
	SNRI	serotonin noradrenaline reuptake inhibitor	セロトニン・ノルアドレナリン再取り込み阻害薬
	SRQ-D	Self-Rating Questionnaire for Depression	東邦大学方式うつ病自己評価尺度
	SSRI	selective serotonin reuptake inhibitor	選択的セロトニン再取り込み阻害薬
T	TRAb	thyroid stimulating hormone receptor antibody	TSHレセプター抗体
	TRH	thyrotropin-releasing hormone	甲状腺刺激ホルモン放出ホルモン
	TSH	thyroid stimulating hormone	甲状腺刺激ホルモン
W	WADA	World Anti-Doping Agency	世界アンチ・ドーピング機構
	WHI study	Women's Health Initiative study	
Y	YAM	young adult mean	若年成人平均値

第1章

こんな症状があったら……
婦人科疾患を疑うとき
―若い女性の場合―

第1章 こんな症状があったら……婦人科疾患を疑うとき ―若い女性の場合―

1 月経前の心身の変調に悩む女性のミカタ

近畿大学東洋医学研究所所長／教授　武田　卓

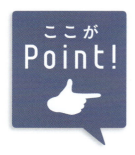

ここがPoint!

- ☑ 月経前症候群(PMS)は黄体期に認める多彩な精神症状・身体症状で，月経開始4日以内に減弱・消失する。

- ☑ 精神症状主体で社会日常生活への障害が強い場合は，月経前気分不快障害(PMDD)と分類する。

- ☑ 治療は患者への疾患に関する情報提供からスタートし，症状日誌により症状出現のタイミング，重症度を本人に認識させる。

1 疾患の概要

　月経前症候群(premenstrual syndrome；PMS)は黄体期に続く多彩な精神症状・身体症状で**月経開始4日以内に減弱・消失することを特徴**とし(図1)，PMSに関連する症状は150種類以上あるとされています。症状の内容や頻度は女性によって異なり，さらに同じ女性でも周期によっても変化します。最も一般的な精神症状は，イライラ感，憂うつ感，気分変調と不安感で，PMSの女性の約80〜90%に認めると報告されています[1]。また，身体症状で最もよくみられるのは腹部膨満感，頭痛，乳房痛で，PMSの女性の約48%に胃腸障害があり，18%がホットフラッシュを自覚しており[2]，これらの症状により一般内科を受診するケースも多くみられます。重症型で精神症状主体の場合は月経前気分不快障害(premenstrual dysphoric disorder；PMDD)と分類し，PMSは産婦人科か

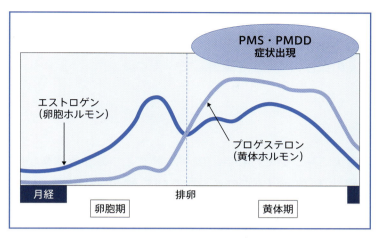

図1　PMS・PMDD の症状出現時期　　　　　　　　　（筆者作成）

表1　PMDs の分類

- Core premenstrual disorder(PMD)
  従来からの PMS に相当し，そのなかで特に精神症状が重度のものが PMDD に相当する。

- Variants PMDs
  1. Premenstrual exacerbation
     他の精神・身体疾患の月経前増悪
  2. PMD due to non-ovulatory ovarian activity
     排卵以外の卵巣機能による症状（稀）
  3. Progestogen-induced PMD
     外的に投与されたプロゲストーゲンによる症状
  4. PMD with absent menstruation
     月経がなくても卵巣機能が持続していることによる症状（子宮全摘後など）

（文献 3）より引用・改変）

ら，PMDD は精神科からの診断ですが，重症型 PMS を PMDD とする場合が多いです。欧米を中心とした PMS・PMDD の研究者から構成される International Society for Premenstrual Disorders から月経前症状を1つにまとめる premenstrual disorders(PMDs)の新しい分類が提唱され（表1），コア PMD とバリアント PMD の大きく2つに分類されています[3]。PMS や PMDD はコア PMD に含まれ，病態はセロトニン作動性ニューロンの黄体ホルモンへの感受性亢進説が有力ですが[4]，正確な発症メカニズムは不明です。日本人成人において

第1章 こんな症状があったら……
婦人科疾患を疑うとき ―若い女性の場合―

は社会日常生活に支障が生じる中等症以上のPMSが5.3％，PMDDが1.2％と報告されており[5]，また思春期においても成人と同等以上の発症を認め[6]，日本においても多くの女性のQOLを障害しています。

2 診断

診断は臨床症状に基づいて行われ，以下に示す2つの診断基準が用いられます。

■ 米国産科婦人科学会（ACOG）のPMS診断基準（表2）[7]

『産婦人科診療ガイドライン―婦人科外来編2014』においては，ACOGのPMS診断基準に基づく診断が推奨されています。

■ 米国精神医学会診断・統計マニュアルにおけるPMDD診断基準（表3）[8]

DSM-VにおけるPMDDの診断基準を示しますが，上記よりも精神症状を重視しています。表3のB，Cは各症状を示しており，B項目中の「情緒不安定」，「怒り・イライラ」，「抑うつ」，「不安・緊張」の4項目のうちいずれか1項目以上が必須で，さらにB，Cの11項目中5項目以上が必要です。Fに記載されているように，治療を求めて患者が来院する実際の診療においては，暫定的な診断を下すのが現実的な対応と思われます。

他の精神疾患との鑑別，他の精神疾患の月経前増悪との鑑別が重要ですが，判断が難しい場合も経験されます。表3のEに示すような基礎疾患となる精神疾患が存在する場合には，精神科への紹介あるいは共観での治療が望ましいです。PMS症状としては非典型的な症状が認められる場合，精神科や心療内科へのコンサルトが必要です（たとえば，広場恐怖があるならパニック障害を疑います）。

3 治療方針

治療開始の絶対的な基準はなく，日常生活で支障が出るようであれば治療を開始します。通常実施される治療は，大きくカウンセリング・生活指導と薬物療法に分けられます。

■ カウンセリング・生活指導

治療の第一段階としては，疾患に関する正しい情報を患者に伝えることからスタートします。日々の症状を簡単に記録させ（症状日誌），疾患の理解，症状が出現するタイミング，重症度を本人に認識させます。また，症状出現のタイミング

表2 PMS診断基準（ACOG 2000）

身体的症状	乳房痛 腹部膨満感 頭痛 手足のむくみ	〈診断基準〉 ①過去3回の月経周期において，月経前5日間に，以上の症状のうち少なくとも1つ以上が存在すること。 ②月経開始後4日以内に症状が解消し，13日目まで再発しない。 ③症状が薬物療法，ホルモン内服，薬物・アルコール使用によるものでない。 ④症状は次の2周期の前方視的記録により再現する。 ⑤社会的または経済的能力に，明確な障害が認められる。
情緒的症状	抑うつ 怒りの爆発 いらだち 不安 混乱 社会からの引きこもり	

（文献7）より引用）

表3 PMDD診断基準（DSM-Ⅴ）

A. ほとんどの月経周期において月経開始前最終週に少なくとも5つの症状が認められ，月経開始数日以内に軽快しはじめ，月経終了後の週には最小限になるか消失する。

B. 以下の症状のうち，1つまたはそれ以上が存在する。
 1. 著しい情緒不安定（例：突然悲しくなる，または涙もろくなる，または拒絶に対する敏感さの亢進）
 2. 著しいいらだたしさ，怒り，易怒性，または対人関係の摩擦の増加
 3. 著しい抑うつ気分，絶望感，自己批判的思考
 4. 著しい不安，緊張，"緊張が高まっている"，"いらだっている"という感情

C. さらに，以下の症状のうち1つまたはそれ以上が存在し，上記Bと合わせると症状は5つ以上になる。
 1. 日常の活動に対する興味の減退（例：仕事，学校，友人，趣味）
 2. 集中困難の自覚
 3. 倦怠感，易疲労性，または気力の著しい欠如
 4. 食欲の著明な変化，過食，または特定の食べ物への渇望
 5. 過眠または不眠
 6. 圧倒される，または制御不能という感じ
 7. 他の身体症状，たとえば乳房の圧痛または腫瘍，関節痛または筋肉痛，"膨らんでいる"感覚，体重増加
 注：A～Cの症状は，先行する1年間のほとんどの月経周期で満たされていなければならない。

D. 症状は，臨床的に意味のある苦痛をもたらしたり，仕事，学校，通常の社会的活動や他者との関係を妨げたりする（例：社会活動の回避，仕事または学校での生産性や能率の低下）。

E. この障害は，他の障害，たとえばうつ病，パニック障害，持続性抑うつ障害（気分変調症），またはパーソナリティ障害の単なる症状の増悪ではない（これらの障害はいずれも併存する可能性はあるが）。

F. 基準Aは，症状のある性周期の少なくとも連続2回について，前方視的に行われる毎日の評定により確認される（診断は，この確認に先立ち暫定的に下されてもよい）。

（文献8）より引用）

がわかることにより，不要不急の用事については調子の悪い時期を避ける，仕事の予定を調整する，などが可能となります。食事指導としては，炭水化物摂取の促進，精製糖・人工甘味料摂取の制限が一般的に推奨されており，急激な血糖値

第1章 こんな症状があったら……
婦人科疾患を疑うとき ―若い女性の場合―

の変動を避け，セロトニン産生のもととなるトリプトファンの脳への取り込みを促進します。カフェイン摂取の制限も推奨されますが，確かなエビデンスは存在しません。生活習慣としては，規則正しい生活，十分な睡眠，適度な運動量のスポーツを定期的に行うことが推奨されています。運動によるPMS症状改善についてはいくつかの観察研究による有効性報告があるだけで，これまでにエビデンスと呼べるような裏付けは認めていません。

■ 薬物療法

薬物療法としては，軽症例に対する対症療法と中等症以上に対する根本治療が行われます。

(1) 対症療法

処方例を下記に示しますが，これらを併用，もしくはいずれかを用います。
① ロキソプロフェンナトリウム(ロキソニン®)(60 mg)：3錠分3，頭痛・腹痛時。
② スピロノラクトン(アルダクトン® A)(25 mg)：2錠分2，浮腫に対して。
③ アルプラゾラム(ソラナックス®)(0.4 mg)：3錠分3，精神不安定・不安時。
④ ツムラ加味逍遙散エキス：7.5 g 食間分3連日。

(2) 根本治療

黄体ホルモン抑制をターゲットとした排卵抑制と，脳内伝達物質であるセロトニンをターゲットとする選択的セロトニン再取り込み阻害薬(selective serotonin reuptake inhibitor；SSRI)投与の2つがあります。

● 排卵抑制

婦人科への紹介での実施が必要で，**月経困難症を合併する場合には排卵抑制のよい適応となります**。当然ですが，挙児希望のある症例には適応となりません。日本において，排卵抑制として経口避妊薬(oral contraceptives；OC)がしばしば投薬されてきましたが，文献的には従来からの低用量OCは身体症状改善には有効であるものの精神症状改善の有効性は証明されていません。しかし，ドロスピレノンを含有したOCであるYAZのPMDD患者に対する海外における検討では，精神・身体症状ともにプラセボと比較して有意な改善効果を認めています[9]。YAZは，日本においては月経困難症治療薬のドロスピレノン・エチニルエストラジオール(ヤーズ®配合錠)として販売されており，月経困難症患者におけるPMS症状改善の有効性が報告されています[10]。性腺刺激ホルモン放出ホルモン(gonadotropin-releasing hormone；GnRH)アゴニストは薬物療法による排卵抑制治療の最終手段ですが，長期投与では骨量減少に対する配慮が必要です。

● SSRI

　重症例である PMDD に対して使用します。保険適用上は，うつ病に対しての投与となりますが，うつ病に使用するより少量の最低投与量でも十分効果を示します。セロトニンに対する根本的治療として作用します。最初は，症状が出現する黄体期にのみ投与し，効果が不十分な場合には全周期を通して投与します。未成年者への投与は自殺企図増加の可能性があり，十分な注意が必要です。

文献

1) Bertone-Johnson ER, et al. J Womens Health(Larchmt). 2010 ; **19** : 1955-62.
2) Mortola JF. Clin Obstet Gynecol. 1992 ; **35** : 587-98.
3) Nevatte T, et al ; Consensus Group of the International Society for Premenstrual Disorders. Arch Womens Ment Health. 2013 ; **16** : 279-91.
4) Freeman EW. Psychoneuroendocrinology. 2003 ; **28**(Suppl. 3) : 25-37.
5) Takeda T, et al. Arch Womens Ment Health. 2006 ; **9** : 209-12.
6) Takeda T, et al. Arch Womens Ment Health. 2010 ; **13** : 535-37.
7) American College of Obstetrics and Gynecology Practice Bulletin. Clinical management guidelines for Obstetricians-Gynecologists. Obstet Gynecol. 2000 ; **95**(Suppl.) : 1-9.
8) Association AP. Diagnostic and statistical manual of mental disorders : DSM-5. Arlington : American Psychiatric Association ; 2013.
9) Yonkers KA, Brown C, Pearlstein TB, et al. Obstet Gynecol. 2005 ; **106** : 492-501.
10) Takeda T, Kondo A, Koga S, et al. J Obstet Gynaecol Res. 2015 ; **41** : 1584-90.

　診断上の注意点：
①既往歴
　パニック障害やうつ病での受診歴への注意が必要である。症状が軽快し自己判断で投薬・治療を中断後に症状が再燃し，月経前増悪で受診する場合がある。
②症状消失のタイミング
　PMS と PMDD の診断基準での微妙な違いはあるが，**月経開始後に症状が消失するのが重要**である。他の精神疾患の月経前増悪では症状は消失せず，何らかの精神症状の持続を認める。また，症状の増悪・寛解を繰り返す点から，双極性障害との鑑別が必要となる場合がある。症状の月経周期との関連性が低そうな場合には考慮が必要である。
③子宮全摘後患者
　表 1 における Variants PMDs の「4．PMD with absent menstruation」は，放置されているケースが認められる。卵巣機能の有無の確認のためのホルモン検査（卵胞刺激ホルモン（FSH），エストラジオール（E_2））と，可能であれば基礎体温の測定を指導する。

第1章 こんな症状があったら……
婦人科疾患を疑うとき —若い女性の場合—

□症例 こんなときどうする？

　38歳，女性。更年期障害が心配で受診。

　月経は30日型で規則的。月経痛はかなりきつく，市販の鎮痛薬を内服しても十分な改善は認めていない。

　以前より，月経の始まる1週間ほど前より「腹部膨満感」，「手足のむくみ」があったが，半年ほど前からこれらの症状に合わせて「イライラ感」，「落ち込んだ感じ」，「不眠」が出現。症状がひどくなってきた時期は，パートの仕事が忙しくなった時期と一致している。月経が始まる1〜2日前は家事もできなくなる。感情のコントロールもできなくなり，夫や子どもと口論することが多い。月経が始まるにつれてこれらの症状は解消し，全く社会日常生活に問題はなくなる。

症例の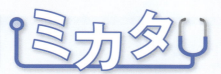

- 「腹部膨満感」，「手足のむくみ」は身体症状，「イライラ感」，「落ち込んだ感じ」，「不眠」は精神症状と考えらえる。

- 「月経の始まる1週間ほど前」からの症状発現は排卵後の黄体期であり，月経開始とともに症状が解消している。

- 精神症状が強く家事ができないなど社会日常生活での支障が大きく，PMDDの可能性が高い。

- 月経困難症の合併を認めており，婦人科受診でのOC（ヤーズ®配合錠）による治療が考慮される。

月経前の心身の変調に悩む女性のミカタ

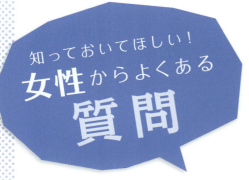

Q1. PMSやPMDDの症状があると，卵巣からの女性ホルモンの分泌が悪いのでしょうか？ホルモンの状態を調べるために基礎体温の測定は必要でしょうか？

　排卵がなく黄体ホルモンが分泌されないと症状がなくなりますので，むしろ卵巣機能が正常で排卵がある方に症状がでると考えられています。これまでにも多くの研究がされていますが，**エストロゲンやプロゲステロンといった血中のホルモン測定をしても，PMSやPMDDに特徴的な変化は認められません**。もともと月経の周期が不規則だった人が規則的になり，PMSやPMDDの症状がひどくなることもしばしば認められます。また，基礎体温の測定は排卵の有無を調べるには役に立ちますが，PMSやPMDDを診断するうえでは必須ではありません。

Q2. 高校1年生の娘が，PMSやPMDDのような症状を訴えています。子どもでもこのような症状は起こるのでしょうか？治療はどうしたらよいでしょうか？

　排卵周期が確立されているなら，PMSやPMDDの可能性が考えられます。思春期では月経困難症ばかりに注意が向けられて，PMSやPMDDに関してはこれまであまり注意が払われていませんでした。しかしながら，最近の日本や海外の報告によると，**思春期でも成人と同等，あるいはそれ以上にPMSやPMDDを認める**ことが認識されてきました。未成年者の治療は，最初に疾患に対しての正しい知識を教育することが必要で，教育による症状軽減効果も報告されています。薬物治療に関しては，未成年者に対してのSSRI投与はかなり慎重に行う必要があります。症状がそれほどひどくなければ漢方治療を試みて，効果が不十分な場合やPMDDであれば婦人科を受診しOC(ヤーズ®配合錠)による治療を考慮する必要があります。OCに関しては頻度はきわめて低いですが，重篤な副作用である血栓症の発症には十分注意が必要です。

第1章 こんな症状があったら……婦人科疾患を疑うとき ―若い女性の場合―

2 生理痛に悩む女性のミカタ

大阪大学大学院医学系研究科産科学婦人科学教室／助教*
角張 玲沙・橋本 香映*

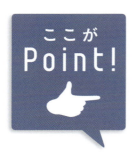

- 生殖年齢の女性の4分の1以上が月経困難症を経験し，その多くは機能的である。
- 月経困難症に対する鎮痛薬は，疼痛出現前から使用する。
- 思春期の月経困難症や疼痛コントロール不良である場合，器質的疾患を疑う場合は，産婦人科診察を積極的に考慮する。

1 月経困難症の分類

　月経困難症（dysmenorrhea）は，月経時あるいはその直前に起こる強い下腹痛や腰痛とともに種々の随伴症状が出現し，月経期間中に日常生活を営むことが困難となる状態を指します。代表的な症状は下腹痛や腰痛ですが，このほかに腹部膨満感や嘔気，頭痛，疲労感，食欲不振，イライラ，下痢・憂うつの症状が順に多くみられます。性成熟期の女性に婦人科受診を促すきっかけとなるばかりでなく，時としてQOLあるいはADLを大きく低下させ[1)2)]，重篤であれば救急対応を必要とする場面も少なくありません。月経困難症は生殖年齢の女性の25％以上に認められ，25歳未満では40％を超えます[3)]。大橋による日本での大規模調査では，10,480人を対象にした後方視的検討において10〜15歳の23.9％に，16〜20歳の35.7％に月経困難症を認めたと報告されています[4)]。このように，月経困難症は日常診療や救急診療において出会う機会が多い疾患です。

■ 機能性月経困難症

月経困難症の鑑別診断を**表1**に示します[5)6)]。機能性月経困難症（primary dysmenorrhea）とは，器質的疾患に由来しないものを指します。特徴としては初潮を迎えてから1〜2年以内より認められ，排卵性月経に伴って生じることが多いです。主な原因は子宮内膜より産生されるプロスタグランジン，特にプロスタグランジン $F_{2\alpha}$ 過剰産生による子宮の過収縮，子宮血流量減少による虚血であるとされています[7)8)]。また，思春期のような子宮発育不全や子宮の過度な前屈・後屈，さらには精神的因子による自律神経障害により惹起されることもあります。機能性月経困難症は若年者に多く，一般に加齢や分娩によって軽快します[9)]。

症状は月経の開始する数時間前または直後から発症し，48〜72時間程度持続します。出血の多いときに強く，下腹痛，腰痛，嘔気，嘔吐や下痢といった消化器症状を訴えます。腹痛は陣痛様，痙攣様とも形容され，周期性のある疝痛で腹

表1 月経困難症の鑑別

原発性（機能性）月経困難症
二次性（器質性）月経困難症 ・子宮内膜症 ・子宮腺筋症 ・子宮内病変：子宮奇形，子宮筋腫，子宮頸管狭窄，ポリープ，子宮内感染など ・子宮外病変：骨盤内炎症性疾患，骨盤内癒着病変，付属器炎など

（筆者作成）

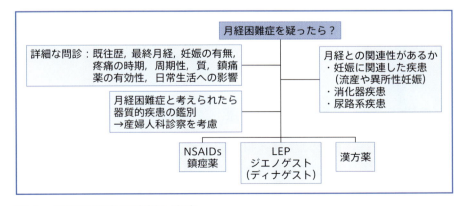

図1 月経困難症の診断と治療
NSAIDs：非ステロイド抗炎症薬，LEP：低用量エストロゲン・プロゲスチン配合薬

（筆者作成）

第1章 こんな症状があったら……婦人科疾患を疑うとき ―若い女性の場合―

部のマッサージや体動によって改善傾向が得られる場合もあります。図1に従って問診や内科的疾患の鑑別を行い，**産婦人科診察で器質的疾患がないことを確認し，機能性月経困難症と診断した場合には疼痛コントロールを図ります。**

■ 器質性月経困難症

器質性月経困難症（secondary dysmenorrhea）は，器質的疾患によって起こります。機能性月経困難症が初潮から1〜2年以内の発症であるのに対し，器質性月経困難症は初潮を迎えて数年後以降で発症し，特に35歳以降で多くみられます[10]。原因疾患として，子宮内膜症，子宮腺筋症，子宮筋腫，付属器炎，子宮内膜炎などが挙げられます。発症原因はさまざまですが，頸管狭窄または頸管閉鎖，子宮腫瘤が存在することで子宮内膜からプロスタグランジンが過剰に産生され，子宮過収縮を伴って二次的に発症すると考えられています。**器質性月経困難症の原因疾患で最も多いのは，子宮内膜症です。**症状は，月経前1〜2週間から月経後数日まで持続的鈍痛として続きます。診断は，内診により腫大した子宮や筋腫を触知するなど，また補助的診断装置としては超音波検査や腹腔鏡検査，子宮卵管造影検査も有用です。まず，薬物療法により治療を行い，それでも月経困難症が持続する場合は手術による治療を行います[10]。

子宮内膜症患者の88％は月経困難症を自覚しており，そのうち70％は消炎鎮痛薬を使用していますが，薬剤を使用していても日常生活に支障をきたす重症例は18％に及ぶという報告があります[3]。本邦では，子宮内膜症とそれに伴う疼痛の治療薬に低用量エストロゲン・プロゲスチン配合薬（LEP）やジエノゲスト（ディナゲスト）に保険適応があります。具体的な治療方針については，日本産科婦人科学会の『子宮内膜症取扱い規約第2部 治療編・診療編 第2版』を参照ください[11]。

2 機能性月経困難症の治療薬

2014年3月に版行された『産婦人科診療ガイドライン―婦人科外来編2014』では，機能性月経困難症に対する治療薬として推奨レベルの順に，**消炎鎮痛薬（NSAIDsなど）または低用量エストロゲン・プロゲスチン配合薬（LEP）（B），漢方薬あるいは鎮痙薬（C）**が挙げられています[12]（表2）。

表2　機能性月経困難症の治療薬

月経困難症に用いる薬剤	NSAIDs，鎮痙薬
	ホルモン薬 ・低用量エストロゲン・プロゲスチン配合薬（LEP） ・ジエノゲスト（ディナゲスト）など
	漢方薬

（筆者作成）

■ 非ステロイド抗炎症薬
（non-steroidal anti-inflammatory drugs；NSAIDs）

　月経困難症には，プロスタグランジン合成阻害による鎮痛を用います。月経痛の程度により軽度であればサリチル酸系の内服を行いますが，一般に主流とされるプロピオン酸系は鎮痛作用が強く，副作用が比較的少ないため頻用されます。また，アリール酸系のジクロフェナクは坐薬形状があり強力な鎮痛効果とともに即効性をもちます。このほか，フェナム酸系も強力な鎮痛作用があり有効です[9)13)]。

　プロスタグランジン合成阻害薬は，約8割の症例で有効です[10)]。内服のタイミングとしては，月経開始と同時に，あるいは月経開始の予兆が出現した場合に速やかに使用します。これは，プロスタグランジン産生がより早期に抑制され，高い効果が得られるためと考えられています[14)]。NSAIDsを6時間おきに内服しても疼痛の制御ができない場合には，薬剤の変更や下記に示すようなホルモン療法や漢方薬の内服への切り替え・併用も考慮します。また，**内服治療を始めて数ヵ月経過している場合は，器質的疾患がないか改めて産婦人科評価を行うことも重要です。**

　子宮発育不全による月経痛に対しては，鎮痙薬であるブチルスコポラミン（ブスコパン®）の使用が有効といわれています。

■ ホルモン療法

　月経困難症のほとんどはプロスタグランジン合成阻害薬で良好な鎮痛が得られますが，約2割程度はNSAIDsが無効とされています[13)15)]。この場合，排卵を抑制することで効果を発揮するLEPを使用します[10)]。90％の症例で有効であるとされており，器質的疾患で子宮内膜症がある場合にはジエノゲスト（ディナゲ

スト）も適応となります。LEP は，血栓性素因や喫煙など低用量経口避妊薬（oral contraceptives；OC）と同様の禁忌・注意があります[16]。

■ 漢方薬

　月経困難症など月経関連不定愁訴に保険適応を有する漢方薬は限られているものの，すべての年齢において使用することができ，強い副作用の心配が少ないことやそのイメージから患者や家族が希望する場合もしばしば経験します。患者の体格や愁訴からその証によって使い分けられます。漢方医学的に，女性の月経期は骨盤に血液が余計に集まりうっ滞した瘀（お）血の状態にあたります。月経困難症には，この血流不良の解消が有効とされます。産婦人科でよく知られている処方として当帰芍薬散，加味逍遙散，桂枝茯苓丸の 3 つがあり，この 3 つの漢方薬のランダムな使用でも 6 割程度で月経困難症が改善したとの報告がなされています[15)17)]。ただし，甘草を含む漢方薬を長期使用する場合，偽アルドステロン症，ミオパチーといった副作用に注意が必要です。

①当帰芍薬散：1997 年の Kotani らの報告によれば，3 周期以上の本剤使用により有意に月経痛が改善しています[18]。世界的にも注目され，カナダの月経困難症ガイドラインでも「Tokishakuyakusan」としてその有効性が取り上げられています。

②加味逍遙散：体質虚弱な婦人で，肩がこり，疲れやすく不安など精神神経症状を随伴する月経困難症に効果があります[19]。

③桂枝茯苓丸：体格のしっかりした赤ら顔，腹部は充実して下腹部に抵抗のある者，すなわち実証の者によい適応です。子宮内膜症や子宮筋腫といった器質性月経困難症にも効果が期待できます。

　NSAIDs 内服にても疼痛コントロールが得られない場合や症状が進行する症例などは，より早期の産婦人科診察を検討します。

文献

1) Jones G, et al. J Psychosom Obstet Gynaecol. 2004；**25**：123-33.
2) Iacovides S, et al. Acta Obstet Gynecol Scand. 2014；**93**：213-17.
3) 働く女性の身体と心を考える委員会 編．月経痛．働く女性の健康に関する実態調査結果．東京：財団法人女性労働協会；2004．p.21-2.
4) 大橋 宏．北関東医．1965；**15**：61-92.
5) 杉並 洋．産と婦．2006；**73**：1517-25.
6) 小川真里子，他．Pharm Med．2014；**32**：23-6.
7) 森村美奈．心身医．2015；**55**：978-83.
8) 松本清一，他．思春期婦人科外来―診療・ケアの基本から実際まで．第2版．東京：文光堂；2004．
9) Chan WY, et al. Adv Prostaglandin Thromboxane Res. 1980；**8**：1443-7, 1980.
10) 岡井 崇，他 編．標準産科婦人科学（標準医学シリーズ）．第4版．東京：医学書院；2011．
11) 日本産科婦人科学会 編．子宮内膜症取扱い規約 第2部 治療編・診察編．第2版．東京：金原出版；2010．
12) 日本産科婦人科学会／日本産婦人科医会 編．産婦人科診療ガイドライン―婦人科外来編 2014．2014．
13) 安達知子．月経困難症．武谷雄二，他 編．新女性医学体系18 思春期医学．東京：中山書店；2000．p.265-71.
14) 安達知子．日産婦会誌．2007；**59**：N.454-60.
15) 森裕紀子，他．臨婦産．2012；**66**：62-6.
16) 日本産科婦人科学会 編．低用量経口避妊薬の使用に関するガイドライン（改訂版）．2005
17) 江川美保，他．Pharm Med．2014；**32**：17-21.
18) Kotani N, et al. Am J Chin Med. 1997；**25**：205-12.
19) 石川睦男．日医師会誌．1998；**119**：S256-8.

「いつもと違う月経痛」

月経痛，月経困難症を主訴に受診する患者のなかには，稀に流産や異所性妊娠など妊娠に関連した疾患である場合がある．患者自身が妊娠に気づいておらず，月経困難症だと自己申告するのである．つまり，「性器出血」に騙されてしまうのだ．ほとんどの症例は機能性ないし器質性月経困難症ではあるが，やはり妊娠に関連した腹痛か月経困難症であるかは，治療方針決定において鑑別の必要がある．普段の月経と比較して出血量や腹痛の性状はどうか，腹痛の部位など詳細な問診を聴取するべきである．そのうえで妊娠を否定できない場合には，産婦人科医でなくとも妊娠反応検査を提案する．

第1章 こんな症状があったら……
婦人科疾患を疑うとき ―若い女性の場合―

□症例 こんなときどうする？

26歳，未婚。特記すべき既往歴なし。月経開始数日前から月経期にかけての腹痛，腰痛があり，特に月経期間中は強い腹痛や腰痛，下痢症状があるため市販の鎮痛薬や整腸薬を内服するも効果は低く，仕事に集中できないなど支障をきたしていた。思春期の頃と比較すると，月経痛は落ち着いてきているようである。

月経2日目で，いつもより強い腹痛があるため病院を受診した。診察上，下腹部全体に圧痛が軽度認められたが反張痛や腰背部痛は認めず，検尿でも異常所見を認めなかった。問診では妊娠の可能性が否定できなかったため，妊娠反応を確認したところ陰性であった。

産婦人科の診察では，明らかな器質的疾患は認めず機能性月経困難症と診断し，月経開始の予兆の出現と同時にプロピオン酸系解熱鎮痛薬を月経期間中に定期内服し，疼痛時にはジクロフェナク坐薬を屯用で使用することとした。NSAIDsを導入して以降，疼痛は良好に制御されQOLが向上した。

症例のミカタ

| 下腹部痛をきたす疾患を鑑別する！
―腸炎や虫垂炎，腸閉塞などの消化器疾患，膀胱炎や腎盂腎炎といった尿路疾患など。

| 妊娠の可能性が否定できない場合は，妊娠反応検査を考慮する！
―特に普段の月経と性状が異なる場合，機能性月経困難症でよいかどうか，最終月経や妊娠の可能性の有無について問診する。

| 機能性月経困難症と診断すれば，まずは疼痛コントロールを目指す。

第1章 こんな症状があったら……婦人科疾患を疑うとき —若い女性の場合—

3 慢性的な下腹部の痛みに悩む女性のミカタ

大阪大学大学院医学系研究科産科学婦人科学教室／教授*
田中 稔恵・木村 正*

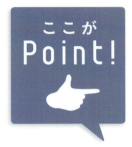

- 慢性的な下腹部の痛み（慢性骨盤痛）の原因となる疾患は婦人科疾患，消化器疾患，泌尿器疾患，筋・骨格系，神経・精神系など多岐にわたる。
- 慢性骨盤痛の診断においては，詳細な問診および診察における理学的所見から，なるべく対象疾患を絞り込むことが重要である。
- 問診および理学的所見より絞られた対象疾患に対して，該当する科へ適切な診察依頼を行い連携することが重要である。

1 はじめに

　骨盤のなかには，膀胱，腸管，腹膜，筋肉，神経など多くの臓器が存在し，女性はさらに子宮，卵巣，卵管などの内性器をもっています。英語圏で"pelvic pain"と表現される骨盤痛を日本人は下腹痛や腰痛と表現することが多く，特に女性においてはその発症様式や原因臓器が多彩です。妊娠や婦人科疾患関連，内科疾患，整形外科疾患など多岐にわたる分野の鑑別診断が重要であり，苦手意識をもつ臨床家も少なくありません。以降，本稿では「骨盤痛」という用語で解説します。

　性成熟期（月経周期が確立した）女性の骨盤痛は，その発症様式により急性：突

第1章 こんな症状があったら……
婦人科疾患を疑うとき ―若い女性の場合―

然発症して急速に増悪し，早い経過をたどるもの，周期性：月経周期のある時期に発生するもの，慢性：月経周期に関係せず6ヵ月以上持続するものに分けられます。

2 慢性骨盤痛とは

慢性骨盤痛（chronic pelvic pain；CPP）は，①月経と関係しない，②最低6ヵ月以上持続する，③臍部から下に限局する，④生活に支障をきたす，もしくは治療を必要とするような痛みを呈する症候群と定義されます。

性成熟期女性の4～16％程度が有するとされており，これは喘息や偏頭痛，腰痛と同じ程度の頻度です[1)-4)]。米国では，CPPは婦人科医への外来紹介の約10％を占め診断的・治療的手術の適応疾患とされており[5)]，良性疾患子宮摘出術の約20％，婦人科での腹腔鏡手術の少なくとも40％がCPPを適応として行われています[6)7)]。また，ニュージーランドでは18～50歳の女性の約25％が日常生活において3ヵ月の間にCPP様の症状を有していたとの報告があり[3)]，非常にありふれた疾患といえます。

CPPの代表的な原因疾患は表1のように多岐にわたり，婦人科疾患，消化器疾患，泌尿器疾患，筋・骨格系，神経・精神系などがあります。また，表1に挙げたような疾患が複合的に影響していることもしばしば経験されます。たとえば，子宮内膜症を認めた女性のうち少なくともその3分の1が間質性膀胱炎，あるいは過敏性腸症候群を合併したという報告があります。また，複数の疾患を有する女性は，単一疾患の場合よりも症状が強くなる傾向があります[8)9)]。

表1 CPPの原因疾患

婦人科疾患	子宮内膜症，骨盤内臓器脱，骨盤内うっ血症候群，卵巣遺残症候群，骨盤内炎症性症候群，子宮筋腫，卵巣嚢腫
消化器疾患	過敏性腸症候群，肛門挙筋症候群，腹腔内癒着，憩室炎，腫瘍
泌尿器疾患	間質性膀胱炎，尿道症候群，腫瘍
筋・骨格系	線維筋痛症，筋筋膜性疼痛症候群，神経絞扼，ヘルニア
神経・精神系	中枢性過敏症候群，うつ病，身体表現性障害に起因するもの，性的虐待，睡眠障害
全身・その他	慢性疲労症候群，放射線治療後など

（筆者作成）

3 骨盤痛の評価と慢性骨盤痛の診断

　骨盤痛を訴える患者に対して，まずその発症様式から急性骨盤痛および周期性骨盤痛を除外する必要があります。

　急性骨盤痛の原因は，①臓器の穿孔，阻血，②管腔臓器の攣縮，③骨盤内への液体(血液，膿瘍，腫瘍・嚢腫内容液など)貯留による刺激，④骨盤内臓器の炎症，⑤筋骨格を含むその他の疾患によるものなどです。診断には，病歴・既往歴の聴取，理学的所見(バイタルサイン，腹部所見)が重要ですが，ここで忘れてはならないのは**月経歴の聴取**です。現在用いられている妊娠反応試薬のほとんどは，妊娠4週1日(予定月経日＋1日遅れ)で陽性になるように設計されています。妊娠4〜5週で異所性(子宮外)妊娠の破裂は考えがたいですが，その後の検査方針の決定のためにも最終月経が不明である場合などは妊娠反応の検査をしておくほうがよいでしょう。異所性(子宮外)妊娠などで下腹部に出血や炎症が起こった場合は，たまった体液が腹膜を刺激して下痢や嘔吐を起こすので消化器疾患との鑑別に注意が必要です。腹腔内の液体貯留は，超音波断層法により確認します。経腹超音波でモリソン窩までの液体貯留を認めた場合は，比較的大量の液体貯留を示唆します。そのほか，腹膜刺激症状，血液検査による白血球増多，左方移動，C反応性蛋白(CRP)上昇，CT検査などで診断を行います。

　周期性骨盤痛は**月経や性周期によって惹起**されるため，まずは痛みの原因や月内・日内変動，痛みの誘引などの**詳細な問診**が重要となります。次回の予定月経開始日から10〜14日前に起こる中間期痛と月経時あるいはその周辺時期に起こる月経困難症に分けられますが，中間期痛は排卵時の少量の出血や卵胞液の腹膜刺激による痛みで限定的であり，一過性のものです。基礎体温表と症状を合わせて2〜3周期をグラフ化することで診断可能です。

　CPPの診断は，これらの急性骨盤痛および周期性骨盤痛を除外したうえで前記した定義を満たすことにより行われます。

　診断の第一歩は詳細な問診であり，痛みの部位，強度，性質，随伴症状，増強あるいは軽減するきっかけとなる行為(排尿，食事，長時間の立位，歩行など)，日内変動，持続期間，今までの治療経験，嗜好品，既往歴，妊娠・分娩歴，家族歴，私生活環境など順を追って情報を収集し，総合的に判断しなければなりません。背景に**精神状態が関与していることもある**ため，最近の睡眠の状態や抑うつ感に対する問診も忘れてはなりません。International Pelvic Pain Societyに

より作成された問診票，診察表のような系統的アプローチが有効とされます（http://pelvicpain.org/home.aspx）。

　診察においては，理学的所見として疼痛部位の視診，触診，軽打診などに加えて，ほかに腹壁の手術瘢痕，ヘルニアの存在，腫瘤の触知，圧痛点の存在などの所見を得ます。Carnett 徴候（仰臥位で両足を上げる，あるいは頭を上げ腹直筋を緊張させた状態で圧痛が増す。体表［筋肉，筋膜，神経］由来の疼痛を示唆する）は簡便であり，診断にヒントを与えます。臨床検査としては，血算，CRP などの炎症反応や尿沈渣を行います。

4 慢性骨盤痛の主な原因疾患と主訴

■ 子宮内膜症

　子宮内膜症の治療を専門とする臨床の現場では，CPP 患者の 70％以上が子宮内膜症の診断を受けています[10]。

　子宮内膜症は，子宮内膜が異所性（正常の子宮内腔粘膜面以外）に存在し，エストロゲンおよびプロゲステロンの消退に伴い月経と同様のメカニズムで出血し，吸収の過程で炎症を繰り返して瘢痕化する疾患です。月経血逆流による子宮内膜生着説と中皮の変質説があります。典型例は，ダグラス窩〜骨盤内の腹膜面，卵巣，子宮の漿膜面などに発生し，非典型例として臍（臍からの毎月の出血），胸膜（月経時に発生する自然気胸），腸管周囲（腸閉塞），鼠蹊部（月経時の腫脹，疼痛）などに発生する場合もあります。**当初は月経時の疼痛や下痢などが主な症状**ですが，腹腔内に出血と吸収を繰り返し，腹膜病変が瘢痕化，癒着を強く起こすと子宮の可動性がなくなり，性交痛や月経時以外の疼痛を引き起こして CPP に至ります。子宮内膜症のもう 1 つの主訴は**不妊**であり，妊孕性を約 10 分の 1 にするとされます。不妊に疼痛を伴う場合と伴わない場合があります。また，卵巣における病変はチョコレート嚢胞となり，大きなものでは卵巣がんの発生頻度が高くなることが知られています。

■ 子宮筋腫

　子宮に発生する良性腫瘍で，発生部位により月経随伴症状の出方が異なります。漿膜下（子宮の外側）筋腫が最も症状に乏しく，その結果巨大なものが腹部腫瘤として偶然発見されることもあります。子宮筋腫自体が慢性疼痛の原因である

ことは稀であり，また今まで筋腫として長期間経過観察されていたものが肉腫に転嫁することはまずない（あってもきわめて稀）と考えられています．子宮筋腫に急に疼痛が合併する場合は筋腫の阻血性変化による場合がほとんどであり，軽度の発熱や白血球増多を伴うことがあります．

■ 間質性膀胱炎

　間質性膀胱炎は，①尿意切迫感，②頻尿（1日8回以上），③骨盤痛（恥骨上の痛み，膀胱充満・排尿時に悪化，排尿後軽減が典型的），④尿失禁の4症状のうち，1～4つの組み合わせからなる症状を呈する症候群で，16％は骨盤痛のみ，30％は尿意切迫感・頻尿のみを呈していたとする報告もあります．症状は日によって変化することもあり，男女比は1：4.5～9と女性に多く，女性のCPPの原因として鑑別が重要です．性交痛や睡眠障害，生活における活動性の減弱などを自覚し，QOLを低下させる疾患です．

　病態は，膀胱粘膜防御因子である多糖体の分泌不全により，尿中の刺激物質が神経・筋肉を刺激する，膀胱内の知覚神経の過敏反応，膀胱筋層内に肥満細胞が過剰に侵入し刺激する，などが仮説として挙げられています．

　問診により症状，特に**骨盤痛の訴えに対して排尿との関係を聞く**ことが重要です．過活動性膀胱・切迫性尿失禁と共通する症状がありますが，抗コリン薬の投与は無効です．尿沈渣で細菌性・真菌性膀胱炎が否定され間質性膀胱炎を疑った場合，泌尿器科医に紹介します．

■ 骨盤内うっ血症候群

　主な訴えとして，両側の下腹痛，背部痛，月経痛，性交痛，不正性器出血，慢性疲労，過敏性腸症候群のような症状などが挙げられています．**立位で増悪する，夕方に増悪し就寝後の起床時には軽減する，下肢静脈瘤の存在**などが本疾患を疑うヒントになります．排卵後～月経までの黄体期のほうが症状が強く経子宮静脈造影を用いて診断されますが，超音波断層法による卵巣静脈の評価やMRアンギオによる静脈相の評価でも診断は可能です．文献上，骨盤内静脈に造影剤が滞留する，卵巣静脈径が4mm以上，卵巣静脈の著明な蛇行などが診断の根拠とされることが多いです．妊娠中や産褥期には生理的にこのようなうっ血が骨盤内に生じているため，疼痛の真の原因がうっ血であるかどうかは不明です[11]．

第1章 こんな症状があったら……
婦人科疾患を疑うとき ―若い女性の場合―

■ 線維筋痛症

　線維筋痛症（Fibromyalgia；FM）は**原因不明の全身の疼痛**を主症状とし，不眠，うつ病などの精神神経症状，過敏性腸症候群，逆流性食道炎，過活動膀胱などの自律神経系の症状を随伴症状とする疾患です。ドライアイ・ドライマウス，逆流性食道炎などの粘膜系の障害が高頻度に合併し，また疼痛は腱付着部炎や筋肉，関節などに及び四肢から身体全体に激しい疼痛が拡散することから，疼痛発症機序の1つには下行性痛覚制御経路の障害があると考えられています。本邦での厚生労働省研究班による疫学調査では全国人口の1.7％に存在し，患者数は推定210万人以上でその60％を女性が占め[12]，40歳代半ばの女性に多くみられます。長期間にわたる激しい痛みによりQOLが著しく低下するため社会的にも大きな問題を招いていますが，その臨床像の複雑さから病態解明は元より診療体制整備は著しく遅れており，また患者やその家族，さらに医師・医療従事者にも正しい情報が欠如しています。FMの診断としては，1990年に米国リウマチ学会により18ヵ所の圧痛点による分類診断基準が提案され[13]，2010年に患者の自覚的疼痛や心身の症状を重要視した新しい予備診断基準[14]，さらに2011年に簡略化された改訂基準[15]が提案されました。この詳細については，『線維筋痛症診療

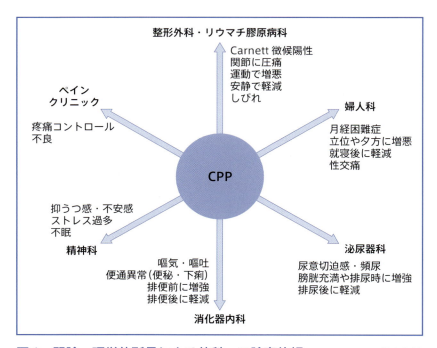

図1　問診・理学的所見による他科への診察依頼　　　　　（筆者作成）

ガイドライン 2013』を参照します。また，スクリーニングとしては FiRST（Fibromyalgia Rapid Screening Tool）も有効です[16]。FM は現在，リウマチ膠原病科，精神科，神経内科などにおいて診療が行われており，症状から FM が疑われる場合は FM の専門医に紹介することが重要です。

まとめ

　CPP の原因は多岐にわたり，そのすべてを診断できる画一的検査方針は存在しません。**詳細な問診と理学的所見**から，なるべく対象疾患を絞り込むことが重要です。問診および理学的所見より絞られた対象疾患に対して，疼痛コントロール目的のペインクリニックを含め該当する科へ適切な診察依頼を行い連携することが必要であり（図 1），個別の疾患に捉われるのではなく，広くさまざまな角度から CPP を見直すことが患者の QOL 向上に寄与できるのではないかと考えます。

文献

1) Lippman SA, et al. Fertil Steril. 2003 ; **80** : 1488-94.
2) Zondervan KT, et al. Br J Obstet Gynaecol. 1999 ; **106** : 1149-55.
3) Grace VM, et al. Aust N Z J Public Health. 2004 ; **28** : 369-75.
4) Mathias SD, et al. Obstet Gynecol. 1996 ; **87** : 321-7.
5) Reiter RC. Clin Obstet Gynecol. 1990 ; **33** : 130-6.
6) Farquhar CM, et al. Obstet Gynecol. 2002 ; **99** : 229-34.
7) Howard FM. Obstet Gynecol Surv. 1993 ; **48** : 357-87.
8) Chung MK, et al. JSLS. 2005 ; **9** : 25-9.
9) Zondervan KT, et al. Am J Obstet Gynecol. 2001 ; **184** : 1149-55.
10) Howard FM. J Am Assoc Gynecol Laparosc. 1996 ; **4** : 85-94.
11) Tu FF, et al. Obstet Gynecol Surv. 2010 ; **65** : 332-40.
12) 中村郁朗, 他. 本邦における線維筋痛症のインターネットによる疫学調査. 第 4 回線維筋痛症学会学術集会抄録集. 2012 ; **76**.
13) Wolfe F, et al. Arthritis Rheum. 1990 ; **33** : 160-72.
14) Wolfe F, et al. Arthritis Care Res (Hoboken). 2010 ; **62** : 600-10.
15) Wolfe F, et al. J Rheumatol. 2011 ; **38** : 1113-22.
16) Perrot S, et al ; Cercle d'Etude de la Douleur en Rhumatologie. Pain. 2010 ; **150** : 250-6.

第 1 章　こんな症状があったら……
婦人科疾患を疑うとき ―若い女性の場合―

参照
- Rapkin AJ, et al. Chapter 15 : Pelvic Pain and Dysmenorrhea. In : Berek JS, editor. Berek & Novak's Gynecology (14th ed.). Philadelphia : Lippincott Williams & Wilkins ; 2006.
- Rock JA, Jones III HW. Chapter 27. In : Rock JA, Jones III HW, editors. Te Linde's Operative Gynecology (9th ed.). Philadelphia : Lippincott Williams & Wilkins ; 2003.
- Howard F. "Patient information--Chronic pelvic pain in women (Beyond the Basics)". Up To Date. 2013-10-29. http://www.uptodate.com/contents/chronic-pelvic-pain-in-women-beyond-the-basics, (accessed 2015-12-10)
- 日本線維筋痛症学会 編．線維筋痛症診療ガイドライン 2013．東京：日本医事新報社；2013．

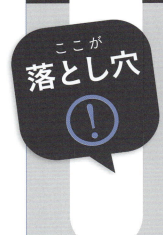

ここが落とし穴

CPP の場合，あくまでも患者の主訴は「痛み」であり，生活に支障をきたすほどの痛みである。主訴を取り除く努力をすることなく，いたずらに検査を行うことで時間を浪費するべきではない。器質的疾患がないことだけを根拠に「痛くても心配ないですよ」といった対応も避けたい。患者の気持ちに寄り添い，必要があれば疼痛緩和のためにペインクリニックへの紹介も検討すべきである。痛みの治療と並行して検査を行わなければ，患者の信頼を得ることはできない。CPP の患者は痛みを抱えて日常生活を送らざるをえない状況にあるということをふまえ，共感することを忘れず対応することが望まれる。

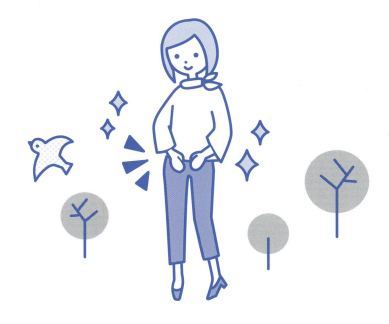

慢性的な下腹部の痛みに悩む
女性のミカタ

□症例 こんなときどうする？

34歳，女性
[現病歴] 1年以上持続する下腹部痛を主訴に内科クリニックを受診。以前までは月経時のみに下腹部痛があり市販の鎮痛薬内服にてコントロールされていたが，ここ半年程度は月経時以外，特に月経前に増悪する下腹部痛を認める。夕方に特に増悪するが，起床時には軽減している。これまでに婦人科受診歴なし。性交痛あり。排尿前後で疼痛の増強や軽減はない。排便はときどき便秘がある。下肢にしびれなし。ここ数年，仕事ではプロジェクトの責任者として忙しく慢性的なストレスを感じている。忙しいため十分な睡眠がとれておらず，腹痛により熟睡できていない。
[既往歴] 特記すべき事項なし
[妊娠・分娩歴] 未経妊未経産
[月経歴] 初経：12歳，周期：30日周期・整，月経痛：強度（市販の鎮痛薬を毎回内服），月経量：中等量
[社会生活歴] 職業：企業の総合職，性格：几帳面で完璧主義
[理学的所見] 腹部平坦・軟，腸蠕動良好，左下腹部に圧痛あり，Carnett徴候陰性，下肢静脈瘤（＋）
[血液検査所見] WBC 8,100/μL，Hb 12.6 g/dL，Plt 20.8万/μL，CRP 0.01 mg/dL，クラミジアIgA（−），クラミジアIgG（−），CA125 72 U/mL

症例の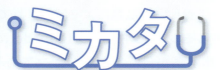

- 月経困難症を認めておりCA125は軽度高値であることから，子宮内膜症が背景にある可能性がある。
- 月経前（黄体期）に下腹部痛が増強し，また夕方に増強，起床時に軽減していることから，骨盤内うっ血症候群を認めている可能性が考えられる。
- 仕事のストレス，几帳面で完璧主義という性格が疼痛の増悪因子となっている可能性があり，ときに専門家を含めた精神面のサポートも必要である。
- 婦人科専門医による診察の結果，子宮内膜症と骨盤内うっ血症候群と診断され，ジエノゲスト（ディナゲスト）の連続投与が開始された。

第1章 こんな症状があったら……婦人科疾患を疑うとき ―若い女性の場合―

4 生理が来ない・周期が乱れる女性のミカタ

大阪大学大学院医学系研究科産科学婦人科学教室／助教[*]
伊東　優・熊澤　恵一[*]

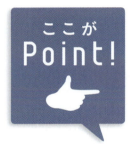

ここがPoint!

- ☑ 月経周期異常をきたすような基礎疾患や妊娠の除外を！
- ☑ 月経周期異常が将来の妊孕性に関連することがある。
- ☑ 月経周期異常を放置することにより，がんや生活習慣病のリスク上昇がいわれている。

1 月経発来の機序

　月経発来は，視床下部－下垂体－性腺軸により制御されています。視床下部から分泌される性腺刺激ホルモン放出ホルモン（gonadotropin-releasing hormone；GnRH）は，下垂体前葉からゴナドトロピンである卵胞刺激ホルモン（follicle-stimulating hormone；FSH）と黄体化ホルモン（luteinizing hormone；LH）を分泌させます。FSHとLHは卵胞発育およびエストロゲン分泌を促進させ，それに伴い子宮内膜が増殖します。排卵が生じると，黄体からのプロゲステロン分泌により子宮内膜が分泌期内膜となります。妊娠が成立しない場合，約2週間で黄体が退縮するためエストロゲン，プロゲステロンの分泌量が減少し，子宮内膜が剥離して出血が起こります。これが月経です。

2 月経周期異常の種類[1]

月経とは、「約1ヵ月の間隔で自発的に起こり、限られた日数で自然に止まる子宮内膜からの周期的出血」と定義されます。

月経の異常は「周期の異常」、「持続期間の異常」、「月経血量の異常」に大別されますが、本稿では「周期の異常」について述べます。

月経周期日数とは、月経開始日より起算して次回月経開始前日までの日数をいいます。**正常範囲は周期日数が 25〜38 日の間にあり、その変動が 6 日以内**です。これに当てはまらないものを月経周期異常といい、分類を図1に示します。

3 月経周期異常の患者が来院したら

視床下部−下垂体−性腺軸のいずれかに異常があれば、月経周期異常が起こりえます。どこに異常があるのかを検討するために、問診、理学所見、血液検査（FSH，LH，エストラジオール（E_2），プロラクチン（prolactin；PRL），甲状腺刺激ホルモン（thyroid stimulating hormone；TSH），甲状腺ホルモンなど）を行います（図2）。視床下部・下垂体の機能異常が疑われる場合には必要に応じて頭部の MRI を行い、器質的病変の検索を行います（図2）。また、無月経の場合

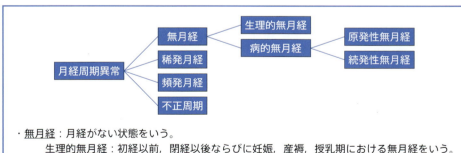

・無月経：月経がない状態をいう。
　生理的無月経：初経以前、閉経以後ならびに妊娠、産褥、授乳期における無月経をいう。
　病的無月経：性成熟期における月経の異常な停止をいう。
　　原発性無月経：満 18 歳になっても初経が起こらないものをいう。
　　続発性無月経：これまであった月経が 3 ヵ月以上停止したものをいう。
・稀発月経：月経周期が延長し、39 日以上、3 ヵ月以内に発来した月経をいう。
・頻発月経：月経周期が短縮し、24 日以内で発来した月経をいう。
・不正周期：上記の正常周期に当てはまらない月経周期をいう。

図1　月経周期異常の分類　　　　　　　　　　　　　　　　　　　　（筆者作成）

第1章 こんな症状があったら……婦人科疾患を疑うとき —若い女性の場合—

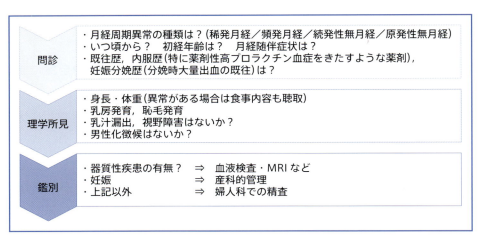

図2 月経周期異常の鑑別 （筆者作成）

の鑑別疾患を表1に示します[2)3)]。なお，稀発月経の場合には無月経に準じて診断・治療を行います。

頻発月経は，思春期における視床下部−下垂体−性腺軸の未熟性が主要な原因と考えられます[4)]。成人の場合，生理的なものもありますが黄体機能不全の場合もあり，**婦人科的精査や不妊治療が必要**となることがあります。生理的なものであっても貧血に対する対応が必要となることがあり，全身状態に注意を要します。

4 月経周期異常が与える影響とその対応

表1のなかで代表的な疾患を挙げ，解説します。

■ 多嚢胞性卵巣症候群

多嚢胞性卵巣症候群（polycystic ovary syndrome；PCOS）は生殖年齢女性の5〜8％に発症し，**月経異常や不妊の主要な原因の1つ**です。アンドロゲン過剰，LH高値，卵巣の多嚢胞性変化などのほか，肥満や男性化など多彩な症候を伴います。従来は視床下部−下垂体−卵巣系の異常による悪循環サイクルにより病態が説明されていましたが，近年，インスリン抵抗性も重要視されています。病態を一元的に説明するのは難しく，遺伝や環境など複合的な因子により発症すると考えられます。PCOSのハイリスク群として，稀発月経を伴う不妊症，肥満

表1 無月経の分類

障害部位	検査所見	原発性無月経の鑑別	続発性無月経・稀発月経の鑑別
間脳 視床下部	・LH, FSH 正常 　〜低値 ・E_2 低値	・Kallmann 症候群 ・Laurence-Moon-Biedl 　症候群 ・Prader-Willi 症候群 ・Fröhlich 症候群 ・視床下部腫瘍（頭蓋咽頭 　腫など）	・神経性食思不振症 ・体重減少性無月経 ・神経緊張性，環境性，運動性無月経 ・高プロラクチン血症 　（Chiari-Frommel 症候群， 　Argonz-del Castillo 症候群， 　薬剤性） ・多嚢胞性卵巣症候群 ・視床下部腫瘍（頭蓋咽頭腫など） ・頭部外傷
下垂体	・LH, FSH 低値 ・E_2 低値	・ゴナドトロピン欠損症	・Sheehan 症候群 ・Simmonds 病 ・下垂体腫瘍 ・プロラクチン産生腫瘍（Forbes- 　Albright 症候群） ・下垂体腫瘍外科的術後
卵巣	・LH, FSH 高値 ・E_2 低値	・性腺形成異常 ・Turner 症候群 ・卵巣形成異常 ・性分化疾患 ・副腎性器症候群 ・精巣性女性化症候群	・早発卵巣不全 ・ゴナドトロピン抵抗性卵巣症候群 ・卵巣破壊（手術・放射線・化学療法） ・染色体異常（Turner 症候群など）
子宮 腟管	・LH, FSH 正常 ・E_2 正常	・性器閉鎖症（処女膜閉鎖， 　腟中隔，頸管閉鎖） ・腟欠損症 　（Mayer-Rokitansky- 　Kuster-Hauser 症候群） ・子宮欠損 ・幼児期 Asherman 症候群	・子宮内膜炎 ・Asherman 症候群 ・子宮摘出後頸管癒着

（文献2)3) より引用・改変）

and/or インスリン抵抗性をもつ者，妊娠糖尿病／Ⅰ型糖尿病／Ⅱ型糖尿病の既往，早発思春期の既往，1親等に PCOS 患者がいること，抗てんかん薬の使用などが知られています[5]。

　欧米ではロッテルダム診断基準が用いられ，①稀発月経〜無排卵性周期，②臨

第1章 こんな症状があったら……婦人科疾患を疑うとき ―若い女性の場合―

床的または生化学的高アンドロゲン状態，③卵巣の多嚢胞所見の3項目のうち，2項目を満たせばPCOSと診断しています。しかし，該当する患者の範囲が非常に広いため，この診断基準には現在も論争があります。PCOSの表現型や内分泌異常は人種によって異なるため，わが国では2007年に日本産科婦人科学会が示した独自の診断基準を用いており，**①月経異常，②多嚢胞性卵巣，③血中男性ホルモン高値またはLH基礎値高値かつFSH基礎値正常**の3項目すべてを満たす場合をPCOSと診断することになっています[6]。

PCOS患者はメタボリックシンドロームのハイリスク群と位置付けられており，メタボリックシンドロームの臨床像である耐糖能異常，脂質代謝異常，II型糖尿病，高血圧，心血管病，閉塞性睡眠時無呼吸症候群などを現在罹患している，あるいは将来発症する可能性が高いことが報告されています[7]。その理由として，インスリン抵抗性がPCOSとメタボリックシンドロームの両者に共通する病態であることが挙げられています。ただし，日本のPCOS患者にはやせ型で男性化徴候が軽度のものが多いとの報告もあります[8]。

なお，**産婦人科に関連したPCOSの重要な合併症として，子宮体がんがあります**。30歳以下の若年性子宮体がんの60％にPCOSが認められたとの報告があり，また若年性子宮体がんの6割が高分化型を呈することから，排卵障害に起因するエストロゲンへの恒常的曝露が子宮内膜増殖症・高分化型腺がんへの進展を促していると考えられます。子宮体がんの予防のため，PCOS患者には定期的にプロゲスチン製剤を10〜14日間連続投与して消退出血を起こす必要があります[9]。PCOSの臨床像である肥満や糖尿病は子宮体がんの危険因子ですので，それらの改善にも努める必要があります。

■ 体重減少性無月経・神経性食思不振症・運動性無月経

過度のダイエットや運動負荷により体重減少があると脂肪細胞から分泌されるレプチンが低下し，レプチンを介した視床下部からのGnRH分泌が抑制されます。これによって無月経（＝低エストロゲン状態）が持続すると，エストロゲンにより抑制されている骨吸収が亢進し，若年女性でも骨量減少が問題となります。体重減少による思春期の続発性無月経では，骨量減少症および骨粗鬆症の頻度は52％であったとの報告もあります[10]。

過度のダイエットや運動負荷による月経周期異常では，適正な食事や運動のメニューを指導します。運動で消費されるエネルギーとバランスを取ったカロリー

摂取により，月経周期異常の改善が期待できます[6]。

　体重減少性無月経では，病識がありやせていることに対する認知機能も正常ですが，神経性食思不振症は摂食障害の1つの病型で，体重や体型への顕著なこだわりと肥満への強い恐怖のために食行動に異常をきたす疾患であり，身体・精神両面からのアプローチが必要です。

文献

1) 日本産科婦人科学会 編．産科婦人科用語集・用語解説集．改訂第3版．2014．
2) 金崎春彦，他．臨婦産．2015；**69**：374-80．
3) 日本小児内分泌学会性分化委員会 厚生労働科学研究費補助金難治性疾患克服研究事業性分化疾患に関する研究班．性分化疾患初期対応の手引き（小児期）．2011．
4) 杉野法広．頻発月経，過多月経，過長月経．神崎秀陽 編．婦人科内分泌外来ベストプラクティス—誰もが迷う99例の診療指針．東京：医学書院；2006．p.57-8．
5) Azziz R. "Epidemiology and pathogenesis of the polycystic ovary syndrome in adults". Up To Date. 2015-08-24. http://www.uptodate.com/contents/epidemiology-and-pathogenesis-of-the-polycystic-ovary-syndrome-in-adults, (accessed 2016-03-07)
6) 日本産科婦人科学会／日本産婦人科医会 編．産婦人科診療ガイドライン—婦人科外来編 2014．2014．p.119-20, 131-4．
7) 日本産科婦人科学会 編．産婦人科研修の必修知識 2013．2013．p.420-49．
8) 日本生殖医学会 編．生殖医療の必修知識．2014．p.168-70．
9) Zhao Y, et al. Steroids. 2013；**78**：755-60．
10) Wiksten-Almströmer M, et al. Acta Obstet Gynecol Scand. 2009；**88**：543-9．

ここが落とし穴

「妊娠の除外について」

　有経女性においては，常に妊娠の可能性を念頭に診療にあたったほうがよい。性交渉があったのが排卵期でなかったとしても，妊娠の可能性がある。また，<u>本人が月経と思っている性器出血が妊娠初期の出血という可能性は否定できない</u>。妊娠関連合併症は産科的な管理が必要であるため，妊娠の可能性が完全に否定できないのであれば，妊娠反応検査は行っておくほうがよい。なお，妊娠反応は妊娠ごく初期（性交があり受精した後2週間）には陰性となるため，妊娠反応が陰性でも妊娠は100％否定することができないことも患者に説明しておく必要がある。

第1章 こんな症状があったら……
婦人科疾患を疑うとき ―若い女性の場合―

症例 こんなときどうする？

　患者は25歳，女性。22歳頃より月経不順がみられるようになったが，4ヵ月前に月経発来以降，月経がないため近医内科受診。
［既往歴］特記なし。［常用薬］なし。［家族歴］特記なし。
結婚24歳。妊娠歴：0経妊0経産。挙児希望は現在のところはない。
初経14歳。もともとは周期30日で月経持続期間は6日間であった。
［身体所見］**身長156 cm，体重75.5 kg（3年で約10 kgの体重増加あり），BMI 31.0 kg/m², **血圧132/75 mmHg，脈拍68回/分・整，呼吸20回/分。**顔面に多数の痤瘡，下腿に多毛**を認めた。甲状腺腫大なし。神経学的所見に異常なし。乳房発育・恥毛発育に異常なし。乳汁分泌なし。
［検査所見］妊娠の反応は陰性。WBC 6,780/μL，RBC 439×10⁴/μL，Hb 12.5 g/dL，Ht 40.9 %，Plt 25.3×10⁴/μL，BUN 9 mg/dL，Cr 0.51 mg/dL，Na 139 mEq/L，K 4.9 mEq/L，Cl 99 mEq/L，ALT 25 U/L，AST 19 U/L，空腹時血糖値92 mg/dL，HbA1c 5.6 %。
［経　過］精査のため婦人科紹介。血液検査と内診・経腟超音波検査が施行された。血液検査：**LH 14.2 mIU/mL↑**，FSH 8.5 mIU/mL，E₂ 160.7 pg/mL，**テストステロン87.5 ng/dL↑**，TSH 1.74 μU/mL，FT₄ 1.17 ng/dL，PRL 12.0 ng/mL。血中男性ホルモン高値と高LH血症を認め，経腟超音波で多嚢胞性卵巣を認めたことからPCOSの診断に至った。食事・運動療法により，治療12ヵ月後には肥満は改善（体重58.4 kg，BMI 24.0 kg/m²）した。当初は定期的な消退出血のため黄体ホルモン（プロゲスチン）療法を要したが，基礎体温は徐々に2相性となり周期的な月経が得られるようになった。3年後に挙児希望あり自然妊娠，無事に出産に至った。

症例の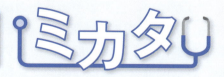

- BMI高値であり，PCOSのハイリスク群である。
- ①男性化徴候（痤瘡，多毛）や②月経周期異常（続発性無月経）を伴っており，PCOSの可能性が考えられる。⇒精査のために婦人科受診が必要！
- 月経周期異常は，挙児希望がない場合でも治療せねばならない。

生理が来ない・周期が乱れる
女性のミカタ

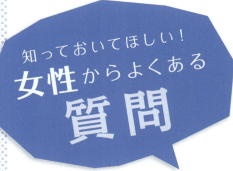
知っておいてほしい！
女性からよくある
質問

Q1. 月経周期異常は，なぜ放っておくとよくないのですか？

- 基本的には排卵があって，妊娠が成立しなかった場合に月経が起こります。月経周期異常がある場合には排卵が起こっていないことがあり，放っておくと将来の不妊につながる場合があります[1]。
- 月経周期異常の背景として基礎疾患がある場合には，放っておくことで診断・治療の遅れにつながることがあります。
- 月経周期異常（稀発月経～無月経）が生活習慣病，骨粗鬆症，子宮体がん発生のリスクを上昇させることがいわれています。

Q2. 思春期の月経周期異常は，どの程度様子をみられますか？

　一般に，初経から数年は無排卵周期から排卵周期への移行期間となります。多くの思春期女性においては約2年間で排卵周期に至りますが，初経から2年経た後の月経周期異常は異常出血と考えて対処します。思春期における月経周期異常は，月経随伴症状が本人の許容範囲内であり貧血をきたさなければ経過観察でもよいです[2]。

文献
1) Crosignani PG, et al. Hum Reprod. 1999；**14**(Suppl.1)：108-19.
2) 金崎春彦, 他. 臨婦産. 2015；**69**：374-80.

第1章 こんな症状があったら……婦人科疾患を疑うとき ―若い女性の場合―

5 おりもの(帯下)の異常・急な下腹部の痛みに悩む女性のミカタ

市立伊丹病院産婦人科医長／主任部長*
宇垣 弘美・雨宮 京夏*

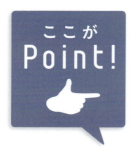

ここがPoint!

- ☑ おりもの(帯下)の性状を患者から聞いただけで疾患を診断するのは不可能であるが，帯下が臭う，多くなった，不正出血があるなどという訴えから，性感染症，骨盤内炎症性疾患(PID)を含めた産婦人科疾患を疑うことは重要である。

- ☑ 若い女性の急性の下腹部痛は，腸炎や虫垂炎などの外科的疾患以外に卵巣嚢腫の茎捻転，異所性妊娠，そしてPIDが考えられる(ごく稀に陣痛もある)。

- ☑ PIDのほとんどの症例(85％)は淋菌，クラミジアなどの性感染症によって引き起こされている。これらは，時に激烈な疼痛を引き起こす。

1 はじめに

　若い女性の急な下腹部痛は，腸炎，憩室炎や虫垂炎などの外科的疾患以外に卵巣嚢腫の茎捻転，異所性妊娠，そして骨盤内炎症性疾患(pelvic inflammatory disease；PID)が考えられます(ごく稀に陣痛もあります)。まずは，妊娠しているかどうかを判断することが重要であり，異所性妊娠を見逃すことは，時に致死的な結果を招くこともあります。

　急性の下腹部痛で妊娠の可能性がなく，虫垂炎，卵巣嚢腫の茎捻転と明らかに診断しがたいときに，PID，なかでも性感染症の可能性を思い出すことは重要です。

帯下の性状や異常について，産婦人科以外の医師は問診以上のことができないのが実情でしょう．それで診断をくだすのは無理がありますが，いつもと違う，量が多い，悪臭がする，不正出血があるなどの訴えがあれば，婦人科疾患の可能性があるため下腹部痛の有無にかかわらず婦人科に紹介することを躊躇する必要はありません．

本稿では主にPIDにつき解説し，そのなかで虫垂炎などとの鑑別診断についても言及します．

2 骨盤内炎症性疾患（PID）

PIDは，主に性活動のある若い女性の疾患です．PIDとは，起因菌が子宮頸管から子宮内膜，卵管，卵巣へと上行感染を起こし，子宮内膜炎，卵管炎，卵管卵巣膿瘍，骨盤腹膜炎などの病態，あるいはこれらの組み合わせの病態として生じる上部女性生殖器の炎症性疾患を含む呼称[1]であり，これらを個々に診断することは現実的には困難です．ほとんどの症例（85％）は，淋菌（*Neisseria gonorrhoeae*），クラミジア（*Chlamydia trachomatis*）を含む性感染症，もしくは*Gardnerella vaginalis*を含む細菌性腟症によって引き起こされています．その他に，*Escherichia coli*，*Bacteroides fragilis*などの腸内細菌や*Haemophilus influenzae*，*Streptococcus pneumoniae*などの呼吸器感染症を引き起こす病原体が下部生殖器に増殖し，上行性に拡大してPIDを引き起こすともいわれています．また最近では，*Mycoplasma genitalium*も病原体の1つとされています[2]．

腟は複数の微生物を保持しており，乳酸桿菌（lactobacillus）が優勢なものです．子宮頸管は防御的なバリアとして機能し，腟細菌叢が上部生殖管へ侵入するのを防ぎ，無菌的環境を維持しています．ここに性感染症などの病原体が感染すると病原体のもつ蛋白分解酵素が子宮頸管の粘膜バリアを変性させ，病原体が上行性に広がります[3,4]．また，PIDは月経中，月経終了後に発症しやすいといわれています[5]．

リスクファクターは，複数の性交渉相手[6,7]，性活動がある25歳以下の女性[8,9]，パートナーが性感染症に罹患している[10]，PID既往[11]が挙げられます．日本の性感染症疫学調査[12]によると，**20歳前半女性の7.6％（13人に1人），18歳女性の約7％（15人に1人）が無自覚のうちに性器クラミジアに感染しています．**

第1章 こんな症状があったら……
婦人科疾患を疑うとき —若い女性の場合—

■ 症状と臨床徴候

PIDに罹患している女性の症状の多くは軽度であり，不正性器出血，性交痛，腟分泌物の増加などの徴候があっても見過ごされてしまう場合があります。そして，診断・治療が遅れることにより卵管不妊や異所性妊娠の原因となります[13]。

急性期のPIDの症状でよくみられるのは，下腹部痛です。腹痛は通常両側下腹部にみられ，揺れる動作や性交渉によって悪化する場合があります。疼痛はしばしば月経期間，もしくは月経終了直後に始まり[14]，およそ3分の1以上の女性が異常性器出血（性交時出血，中間期出血，過多月経）を経験します[15)16]。ほかの訴えとしては**頻尿，異常帯下**が挙げられますが，**特異的ではありません**。身体所見では，腹部，特に下腹部に圧痛がみられ，重症のPIDの場合は反跳痛，腸音の低下，発熱が出現することもあります。

右上腹部痛は肝周囲炎（Fitz-Hugh-Curtis syndrome）の発症を示唆し，PIDの約10％の症例に認められ，稀に右肩まで痛みが放散します。重篤な右上腹部痛の場合，胆嚢炎に関連する痛みと考えられPIDがマスクされる場合がありますが，PIDの場合は，通常アミノトランスフェラーゼ（＝トランスアミナーゼ）は正常か軽度上昇を示します[17)–19]。

淋菌性のPIDはクラミジア性のPIDよりも臨床症状が重篤である傾向があり，鑑別のヒントになります[20]。

■ 診断へのアプローチ

下腹部痛を訴える女性を診察するにあたって，婦人科疾患か他の疾患を考えるべきかを目的として行います。婦人科以外の医師の場合，婦人科に紹介するか否かの判断が目的となるので，下記の(1)は必須，場合に応じて(3)，(4)，(5)となるでしょう。これは患者の重症度，婦人科以外の疾患を強く疑うか，婦人科医師がすぐ診察可能か，などで変わってきます。

(1) 問診
- 妊娠の可能性について聞き出しますが，異所性妊娠や妊娠合併症の可能性を除外するために，**患者が否定してもまずは妊娠検査（尿HCG定性）を行う**べきです。
- 若い女性でPIDを疑った場合は性交歴をよく聞き，発症した時期や腹痛の性状も明確にします。

(2) 婦人科的診察

● 腟分泌物検査

子宮頸管の分泌物で細菌培養とクラミジアトラコマチス・淋菌同時核酸増幅同定検査を実施します。特異的ではありませんが，PIDの場合，腟分泌物の顕微鏡検査では白血球増加がみられます。帯下に異常がなく腟分泌物にも白血球の存在がない場合や胃腸症状や尿症状が明らかに強い場合は，PIDではなく他の疾患を考えなくてはなりません。

● 内　診

子宮頸部可動痛，子宮，子宮付属器の圧痛[16)21)]，膿性帯下はPIDを強く示唆する所見で，子宮と子宮付属器の圧痛がなければPIDの診断には疑問をもつべきです。合併症を伴わないPIDでは，通常圧痛は対称的です。片側の子宮付属器で増悪する圧痛および／もしくは触知可能な子宮付属器の腫瘤は卵管卵巣膿瘍を示唆しますが，特に右側に症状が強い場合は同様の臨床症状が出現する虫垂炎など，別の疾患も考慮するべきです（表1）[22)]。

● 経腟超音波検査

腹腔内の膿瘍や付属器病変には大変有用です。卵管卵巣膿瘍がある場合は，卵管の肥厚や水腫様，歯車サイン（卵管断面が歯車様にみえる）[23)]（図1）がみられることもありますが，軽度のPIDでは検出が困難です。また，子宮内膜炎の場合は子宮内腔にガスや液体の充満，不均一な内膜肥厚や内膜が不明瞭な所見を得ることがあります。

表1　PIDと鑑別を要する疾患の一覧

消化器系	泌尿器系	婦人科系	その他
虫垂炎	膀胱炎	妊娠合併症	腹壁血腫
胃腸炎	尿管結石	流産	ヘルニア
便秘	腎盂腎炎	異所性妊娠	急性ポルフィリン症
憩室炎		排卵期痛	骨盤血栓性静脈炎
腸管穿孔		月経困難症	大動脈瘤
腸閉塞		出血性黄体嚢胞	腹部アンギーナ
炎症性腸疾患		卵巣嚢腫茎捻転	
過敏性腸症候群		卵巣嚢腫破裂	
腸重積			

（文献22）より引用・改変）

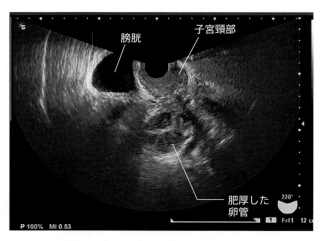

図1　経腟超音波：卵管水腫像　　　　　　（筆者提供）

(3) 血液検査

末梢白血球数やC反応性蛋白（CRP）が正常であっても，PIDを否定できません。しかし，末梢白血球数やCRPは，PIDの重症度の評価や[24]治療効果のモニタリングとして有用です。また，HIVや梅毒，B型肝炎も同時感染の可能性があるため，スクリーニングが必要です。

(4) 尿検査

排尿症状があれば，尿検査を行います。

(5) 画像診断

あくまで補助的診断であり，画像所見がなくてもPIDの否定はできません。
また，下記の症例には有用です。
- 発熱や腹膜炎，骨盤内腫瘤などを伴う重症のPID症例
- 抗生剤治療を開始して72時間以内に改善しない，もしくは増悪症例や別の疾患を疑った症例

● 腹部超音波検査

卵巣出血などの腹腔内出血や腹腔内の膿瘍，付属器病変には大変有用です。しかし，経腹超音波では病変が表層に近い場合や大きく変化している場合を除いて，骨盤深部の子宮，卵管などを観察するのは困難です。

● CT検査

腸疾患や別の疾患の鑑別には，より有用です。

● MRI 検査
骨盤内臓器の詳細には有用です。

> **補足**
>
> 　虫垂炎との鑑別は，右側下腹部痛がある場合，診断に苦慮することがあります。画像上，虫垂炎が疑われなくても子宮，付属器の圧痛があれば両方の可能性を考慮しつつ，まず抗生剤治療を始めます。臨床的には，子宮付属器炎が虫垂へ波及し，PIDの外科的治療の際，同時切除せざるをえないこともよくあります。反対に，子宮，付属器に圧痛がない右側下腹部痛においてはPIDは否定的です。

■ 治療へのアプローチ

　ハイリスク女性が下腹部痛を有するとき，ほかの器質的疾患が否定され，**子宮頸部可動痛，子宮圧痛，付属器圧痛**のいずれかが1つ以上存在すれば，PIDとして直ちに治療を開始すべきです。症状が軽いPID女性においては，外来での投薬治療で入院治療と同等の臨床効果を得ていますが，重症例に対しては直ちに入院を勧めます(表2)[25]。

■ 治療薬の選択[25]-[27]

(1) ターゲットにすべき病原体

● 淋菌(*Neisseria gonorrhoeae*)
　淋菌感染の場合，35〜50％は腸内細菌など他の菌の混合感染であるため，特定

表2　入院基準

①外科的な緊急疾患(例：急性虫垂炎)を除外することができない症例
②妊婦
③経口抗菌薬が無効であった症例
④経口抗菌薬投与が不可能な症例
⑤嘔気，嘔吐や高熱を伴う症例
⑥卵管卵巣膿瘍を認める症例

(文献25)より引用)

できたとしても広範囲な病原体をターゲットに考慮しなければなりません。

[推奨薬] セフトリアキソン(ロセフィン®)を含むセフェム系，アジスロマイシン(ジスロマック®)2 g，クリンダマイシン(ダラシン®S)とゲンタマイシン(ゲンタシン®)の組み合わせなど。

[注　意] ①淋菌のキノロン系薬剤に対する耐性率は 80％であり，感受性があることが確認されない限り使用すべきでない。
　　　　②アジスロマイシン(ジスロマック®)1 g では淋菌への効果は弱い。

● クラミジア(*Chlamydia trachomatis*)

[推奨薬] アジスロマイシン(ジスロマック®)などのマクロライド系，ドキシサイクリン(ビブラマイシン®)などのテトラサイクリン系，クリンダマイシン(ダラシン®S)とゲンタマイシン(ゲンタシン®)の組み合わせなど。

● 嫌気性菌(*Bacteroides fragilis* など)

卵管上皮細胞の破壊を引き起こすことが示されており，長期的予後，特に不妊症，異所性妊娠などの将来の生殖機能障害を考慮すればターゲットにするべきと考えます。

[推奨薬] スルバクタム/アンピシリン(ユナシン®-S)，メトロニダゾール(フラジール®)，クリンダマイシン(ダラシン®)，セフメタゾール(セフメタゾン®)など。

● 細菌性腟症(*Gardnerella vaginalis* など)

[推奨薬] メトロニダゾール(フラジール®)，クリンダマイシン(ダラシン®)など。

(2) 処方例

処方例を表3に示します。

■ 治療経過

・解熱，腹部圧痛，反跳痛，子宮，付属器と子宮頸部可動痛などの臨床症状が初期治療から 72 時間以内に改善を示さない患者は入院のうえ再精査し，内服薬を注射薬に変更するか，場合によっては腹腔鏡下試験開腹術を含む再評価が望ましいです。

・卵巣卵管膿瘍の患者の 75％は抗生物質単独で治癒しますが[28]，抗生物質で治癒しなかった症例ではドレナージすべきです。もし，膿瘍の破裂もしくは膿漏が疑われる場合は，直ちに開腹術を行うべきです。

表 3　処方例

PID が軽度～中等度の場合：外来処方

アジスロマイシン（ジスロマック®）　1 g 1 回内服
もしくはドキシサイクリン（ビブラマイシン®）　100 mg 1 日 2 回内服 7 日間
　　plus
セフトリアキソン（ロセフィン®）　1 g 静注 1 回
　　with or without
メトロニダゾール（フラジール®）　500 mg 1 日 2 回内服 14 日間

　　　　or

アジスロマイシン（ジスロマック®）　2 g 1 回内服
　　with or without
メトロニダゾール（フラジール®）　500 mg 1 日 2 回内服 14 日間

PID が高度の場合：入院処方

セフトリアキソン（ロセフィン®）　1 g 静注　1 日 1～2 回
　　plus
ドキシサイクリン（ビブラマイシン®）　100 mg 内服 12 時間ごと

　　　　or

スルバクタム/アンピシリン（ユナシン®-S）　3 g 静注 6 時間ごと
　　plus
ドキシサイクリン（ビブラマイシン®）　100 mg 内服 12 時間ごと

　　　　or

クリンダマイシン（ダラシン®S）　900 mg 静注 8 時間ごと
　　plus
ゲンタマイシン（ゲンタシン®）初期投与量 2 mg/kg　維持投与量 1.5 mg/kg 8 時間ごと
もしくは 3～5 mg/kg 1 日 1 回　静注

抗生剤の注射薬は，症状改善後は少なくとも 24 時間は継続する。
その後は，以下の内服に変更し継続する。
ドキシサイクリン（ビブラマイシン®）　100 mg 1 日 2 回内服 14 日間

　　　　or

クリンダマイシン（ダラシン®）　450 mg 1 日 4 回内服 14 日間

卵巣卵管膿瘍を認めた場合は，嫌気性菌を考慮してクリンダマイシン（ダラシン®）を選択する。

（文献 25)-27) より作成）

■ 治癒終了後[25)26)]

　クラミジアまたは淋菌感染が証明された症例は，治療終了4〜6週間後にクラミジアトラコマチス・淋菌同時核酸増幅同定検査を行うことが望ましいです。

■ セックスパートナー[25)-27)]

・PIDと診断された女性と発症から60日以内に性交渉をもった男性は，検査を受けるべきです。
・PIDの起因菌がクラミジア，淋菌であったPID女性の男性パートナーは，ピンポン感染を考慮して**無症状の場合でも**セフトリアキソン(ロセフィン®)1g静注 単回投与とアジスロマイシン(ジスロマック®)1g1回内服，もしくはアジスロマイシン(ジスロマック®)2g1回内服にて処方します。

■ 特記事項

　HIV感染者のPIDは，卵管膿瘍を形成する傾向はみられるものの標準的な治療効果に差はありません[29)-32)]。HIV感染者の6〜7割に他の性感染症を合併しているとの報告があり，HIV感染者はクラミジア，淋菌，B型肝炎ウイルス(hepatitis B virus；HBV)，梅毒，*M. hominis*，*Candida*，*Streptococcus* とヒトパピローマウイルス(human papilloma virus；HPV)に罹患しやすく，HPV感染による子宮頸部病変の出現頻度が高いです[33)]。また，淋菌感染者のHIV感染は感染していない者と比較して3倍の危険性があります[34)]。

　米国小児科学会(AAP)は，性交経験の有無にかかわらず16〜18歳の間に一度HIV検査を受けることを推奨しており，特に性感染症を罹患した者は1年ごとのHIV検査を推奨しています[35)]。

文献

1) McCormack WM. N Engl J Med. 1994 ; **330** : 115-9.
2) Brunham RC, et al. N Engl J Med. 2015 ; **372** : 2039-48.
3) Morré SA, et al. FEMS Immunol Med Microbiol. 2009 ; **55** : 140-53.
4) Ness RB, et al. Am J Epidemiol. 2005 ; **162** : 585-90.
5) Korn AP, et al. Am J Obstet Gynecol. 1998 ; **178** : 987-90.
6) Lee NC, et al. Obstet Gynecol. 1991 ; **77** : 425-30.
7) Flesh G, et al. Am J Obstet Gynecol. 1979 ; **135** : 402-8.
8) Forslin L, et al. Br J Vener Dis. 1978 ; **54** : 247-50.
9) Westrom L, et al. Epidemiology, etiology, and prognosis of acute salpingitis : A study of 1,457 laparoscopically verified cases. In : Hobson D, et al, editors. Nongonococcal Urethritis and Related Diseases. Washington DC : Am Soc Microbiol ; 1977. p.84.
10) Eschenbach DA, et al. N Engl J Med. 1975 ; **293** : 166-71.
11) Weström L. Am J Obstet Gynecol. 1975 ; **121** : 707-13.
12) 熊本悦明, 他. 医事新報. 2008 ; **4388** : 85-91, 65-8.
13) Hillis SD, et al. Am J Obstet Gynecol. 1993 ; **168** : 1503-9.
14) Korn AP, et al. Am J Obstet Gynecol. 1998 ; **178** : 987-90.
15) Jacobson L, et al. Am J Obstet Gynecol. 1969 ; **105** : 1088-98.
16) Wiesenfeld HC, et al. Sex Transm Dis. 2005 ; **32** : 400-5.
17) Piton S, et al. J Gynecol Obstet Biol Reprod (Paris). 1990 ; **19** : 447-54.
18) Litt IF, et al. JAMA. 1978 ; **240** : 1253-4.
19) Bolton JP, et al. Br Med Bull. 1983 ; **39** : 159-62.
20) Ugaki H, et al. Journal of Language Teaching and Research. 2014 ; **2** : 16-9.
21) Peipert JF, et al ; Pelvic Inflammatory Disease Evaluation and Clinical Health Study Investigators. Am J Obstet Gynecol. 2001 ; **184** : 856-63.
22) Rapkin AJ, et al. Pelvic Pain and Dysmenorrhea. In : Berek JS, editor. Berek and Novak's Gynecology. 15th ed. Philadelphea : Lippincott Williams & Wilkins ; 2011. p.470-504.
23) Romosan G, et al. Arch Gynecol Obstet. 2014 ; **289** : 705-14.
24) Eschenbach DA, et al. N Engl J Med. 1975 ; **293** : 166-71.
25) Centers for Disease Control and Prevention. Sexually Transmitted Diseases Treatment Guidelines. MMWR. 2010 ; **59** (No. RR-12) : 63-7.
26) Centers for Disease Control and Prevention. Sexually Transmitted Diseases Treatment Guidelines, MMWR. 2010 ; **59** (No. RR-12) : 44-61.
27) 日本性感染症学会. 性感染症 診断・治療ガイドライン 2011. 日性感染症会誌. 2011 ; **22** (Suppl.) : 52-64.
28) Reed SD, et al. Am J Obstet Gynecol. 1991 ; **164** : 1556-61.
29) Scholes D, et al. N Engl J Med. 1996 ; **334** : 1362-6.
30) Bukusi EA, et al. Am J Obstet Gynecol. 1999 ; **181** : 1374-81.
31) Irwin KL, et al. Obstet Gynecol. 2000 ; **95** : 525-34.
32) Cohen CR, et al. J Infect Dis. 1998 ; **178** : 1352-8.
33) Aberg JA, et al ; Infectious Diseases Society of America. Clin Infect Dis. 2014 ; **58** : e1-34.
34) Newbern EC, et al. Am J Public Health. 2013 ; **103** : 1874-81.
35) Committee on Pediatric AIDS, et al. Pediatrics. 2011 ; **128** : 1023-9.

第1章 こんな症状があったら……
婦人科疾患を疑うとき —若い女性の場合—

女性を思い込みで診察しないこと，彼女たちの話を信じないことが大事である．性交経験があるか，妊娠の可能性があるかは問診のみでは判断できないと考えるべきであり，妊娠4週頃は少量の出血がみられることが多く，これを月経と思い込んでいるだけかもしれない．避妊をしていたといっても腟外射精だけのこともあり，腟外射精で避妊できると信じている人は，若者だけでなく中高年でも意外と多いため注意を要する．また，当然ながら親が同席していると性交経験について本当のことを話してくれないことが多い．もちろん，親と隔離したからといって本当のことを話してくれるとは限らない．妊娠可能年齢の女性の急性腹症では，とにかくまずは妊娠反応検査（尿 HCG 定性）をするべきである．

そして，淋病やクラミジア感染症は案外多い．また，性交がなくても大腸菌などの上行感染による PID になることもあるので，症状が当てはまりそうであれば婦人科に紹介していただきたい．

下腹部痛，不正出血の患者に妊娠反応を調べましょうと説明したら激怒されて検査できず，結局，異所性妊娠で夜中に緊急手術を行った患者，下腹部痛で救急内科を受診して婦人科に紹介されたことを母親が不満そうにしている陰で，「お母さんにいわないで」といいつつ性交経験を話す中学生（結局，淋病）などを婦人科医はたくさん経験している．

症例 こんなときどうする？

　19歳，未婚，妊娠経験なし。X年Y月Z日頃，腹痛と発熱を主訴に救急外来受診。体温39.1℃，腹部は平坦軟で全体に強い疼痛と反跳痛を認めた。最終月経はZ-10日から3日間。妊娠反応は陰性。腹部CT上は，腸管浮腫像はあるものの虫垂に異常はなかった。PID疑いのため，婦人科紹介となった。月経周期は整，最終性交日は受診日の約3週間前でコンドームは使用していなかった。内診では子宮可動痛，圧痛があり，腟分泌物は黄色膿様で量が多かったが，経腟超音波で子宮，卵巣卵管には異常はなかった。子宮頸管クラミジアトラコマチス・淋菌同時核酸増幅同定検査，腟細菌培養検査を提出した。来院時血液検査値は，WBC 23,400/μL，Hb 13.7 g/dL，Plt 43.8×10^4/μL，AST 14 U/L，ALT 8 U/L，CRP 12 mg/dL。PIDと診断しセフトリアキソン（ロセフィン®）1g静注＋ドキシサイクリン（ビブラマイシン®）100 mg内服12時間ごとを開始した。3日目には症状は改善し，4日目にはドキシサイクリン（ビブラマイシン®）内服のみ14日間継続し治癒した。

　入院時採取したクラミジア・淋菌検査では，淋菌が陽性であった。

症例のミカタ

① 腹部は全体に強い疼痛と反跳痛を認めた→腹膜刺激症状
② 妊娠反応陰性→妊娠関連疾患は否定
③ コンドームの使用がない→性感染症の可能性を示唆
④ 子宮可動痛，圧痛，膿性帯下の存在→PIDを強く示唆
⑤ 血液検査で白血球数とCRPの高度増加→淋菌の可能性を示唆

第1章 こんな症状があったら……
婦人科疾患を疑うとき ―若い女性の場合―

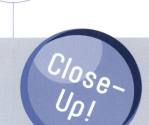

子宮頸がん検診と予防ワクチンについて聞かれたら

大阪大学大学院医学系研究科産科学婦人科学教室／学内講師*
田中 佑典・上田 豊*

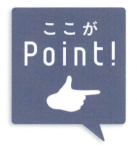

ここがPoint!

- ☑ 子宮頸部上皮内腫瘍（CIN）の段階で早期発見し早期治療を行うことで，子宮頸がんによる死亡率の減少と若年女性の妊孕性温存につながる。
- ☑ 子宮頸がん予防ワクチンは，CIN 発症予防に有用である。
- ☑ 産婦人科・内科・小児科医師による，子宮頸がんおよびそのスクリーニングと子宮頸がん予防ワクチンに関する適切な教育と指導が重要である。

▶ 子宮頸がんスクリーニングと子宮頸部上皮内腫瘍（cervical intraepithelial neoplasia；CIN）

　本邦では，20歳以上を対象に2年ごとに子宮頸がんスクリーニングを行うことが推奨されていますが，2013年の国民生活基礎調査によると本邦のスクリーニング受診率は32.7％と報告されており[1]，諸外国と比較すると低い数字です。しかしながら，受診率の経年変化をみると2007年，2010年，2013年の受診率はそれぞれ24.5％，28.7％，32.7％と年々増加傾向にあることがわかります（図1）[1]。他のがん検診（胃がん，肺がん，大腸がん，乳がん）においても同様の傾向が認められており（図1），近年のがん検診に関する啓発活動や教育の普及が一定の効果をもたらしたと推察されます。また，子宮頸がんスクリーニングや大腸がん検診，乳がん検診の無料クーポンを送付している自治体もあり，そのような取り組みによるスクリーニング受診率の増加も示されています[2]。

子宮頸がん検診と予防ワクチンについて聞かれたら

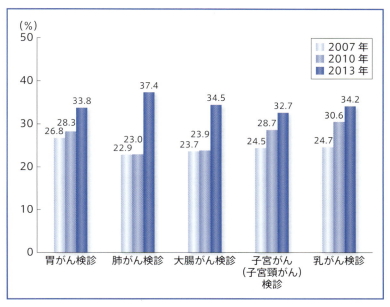

図1 各種がん検診の受診率の推移 （文献1）より引用）

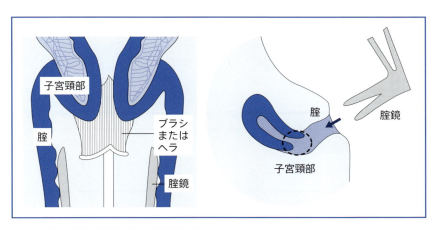

図2 子宮頸部細胞診の検体採取方法 （筆者作成）

　子宮頸部細胞診の方法を図2に示します。腟鏡を挿入して子宮頸部を露出させ，ブラシやヘラを用いて子宮頸部を擦過し，得られた子宮頸部の上皮細胞をプレパラートに直接塗布する，あるいは液状検体として固定標本を作成し，顕微鏡で診断します。子宮頸部細胞診で異常があれば，コルポスコープによる子宮頸部の観察および生検により組織学的診断を行います。子宮頸がんの大部分は扁平上皮がんであり，それらは正常な状態からヒトパピローマウイルス（human papillomavirus；HPV）感染状態，子宮頸部上皮内腫瘍（CIN）を経て子宮頸がんへ進展します（図3）。CIN は 1〜3 の進行度に分類され，CIN3 もしくは持続する CIN2 が治療の対象であり，それらに対しては子宮頸部円錐切除を行います[3]。図4 に示す通り，子宮頸部を局所的に切除することで病巣切除と妊孕性温存を同時に担保できます。

　CIN の自然史は，その進行度によって異なります[4]。CIN1（軽度異形成）は約 57％ が自然消退，32％ は病変が消退せずに持続，11％ が前がん状態の CIN3（高度異形成）に進行します。CIN1 が浸潤がんに進展する頻度は 1％ 程度で，CIN2（中等度異形成）が浸潤がんに進展する頻度は約 5％ です。一方，CIN3 の自然消退率は 32％ で，12％ 以上が浸潤がんに進展すると報告されています。また，正

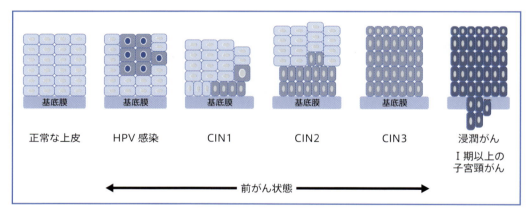

図3　子宮頸がんへの進展　　　　　　　　　　　　　　　　　　　　　　（筆者作成）

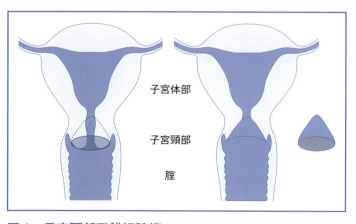

図4　子宮頸部円錐切除術　　　　　　　　　　　　　　　　　　　　　　（筆者作成）

常な状態からCIN3への進展に約4.5年を要し[5]，HPV感染から浸潤がんの発生までには10年程度かかると考えられています。子宮頸がんの進行期はIa期〜IVb期まで分類され，一部症例を除き，最も早期のIa期であっても子宮摘出術を余儀なくされることが多いです[6][7]。また，進行症例で放射線治療が必要となる場合には，合併症（放射線腸炎や膀胱炎，腸閉塞）が一定の確率で起こりえます。近年，子宮頸がん発症の低年齢化および若年女性における子宮頸がん（CINを含む）の罹患率の上昇が大きな問題となっており，**CINの段階で早期発見し早期治療を行うことは，子宮頸がんによる死亡率の減少に寄与するだけでなく，若年女性の妊孕性温存という観点からも非常に重要です。**

子宮頸がん発症のリスクファクターには，性交渉開始の年齢が低い・性的パートナーの数が多い・性感染症の既往・喫煙などが挙げられます。喫煙の有無とCIN1，2の消退率を検討した文献[8]では，Brinkman指数（1日の平均喫煙本数×年数）とCINの持続との間には有意な相関関係があることが示されています。また，受動喫煙歴が20年以上の30歳未満の女性は，受動喫煙歴が20年未満の同年代の女性と比較してCINの自然消退率が有意に低いことも明らかになっています（56.7％ 対 85.9％）。喫煙は子宮頸がんのリスクファクターのなかでも予防可能な項目であるため，子宮頸がんスクリーニングの普及と併せて本人およびその家族やパートナーの禁煙推進も行うことが重要です。

▶ 子宮頸がん予防ワクチンについて

子宮頸部のHPV感染は，主に性交渉を介して成立します。初交後3年の時点で約46％の女性にHPV感染が認められ[9]，生涯でHPVに少なくとも1回感染する確率は約80％と報告されています[10]。HPVには100種類以上の型が存在しますが，ほとんどのHPV感染は一過性で，感染した症例の約90％において感染から2年以内にウイルスが自然に体内から検出されなくなります[11][12]。本邦のガイドラインではHPV16・18・31・33・35・39・45・51・52・56・58・59・68型がハイリスク群に分類されており[3]，そのなかでもHPV16・18型の持続感染がCINおよび子宮頸がんの発症に最も関係し，HPV16型は子宮頸がんの約55〜60％，次いでHPV18型が約15％に関係しています[13]。一般的に，**HPVは性交渉を介して感染するため，性交渉開始年齢よりも前に子宮頸がん予防ワクチンを接種し，それらの発症リスクを減少させることが子宮頸がん予防ワクチンの主た**

第1章 こんな症状があったら……
婦人科疾患を疑うとき ―若い女性の場合―

る目的です。

現在，本邦ではHPV2価ワクチン(16・18型)であるサーバリックス®，および4価ワクチン(6・11・16・18型)であるガーダシル®の2種類が承認されています。サーバリックス®は，通常1回0.5 mLを0，1，6ヵ月後に3回，筋肉内注射します[14]。ガーダシル®は，1回0.5 mLを合計3回(2回目は初回接種の2ヵ月後，3回目は6ヵ月後)，筋肉内注射します[15]。注射による心因性反応を含む血管迷走神経反射として失神があらわれることがあるため，子宮頸がん予防ワクチン接種後30分間は座位もしくは臥位をとるよう推奨されています[14)15]。

15～25歳の若年女性を対象とした無作為化二重盲検群間比較試験(ワクチン接種群8,093人・非接種群8,069人，追跡期間中央値34.9ヵ月)では，HPV2価ワクチン接種によりHPV16・18型陽性であるCIN2以上の病変の発症率を94.5％，CIN3以上の病変の発症率を90.9％低下させることが明らかになりました[16]。また，24～45歳の女性を対象としたHPV4価ワクチンの無作為化二重盲検群間比較試験(ワクチン接種群1,910人，プラセボ群1,907人)では，ワクチン接種後6ヵ月以降のHPV6・11・16・18型感染および疾患発症がプラセボ群と比較して有意に低下したことが示されました(有効率90.5％)[17]。さらに，9～15歳の女児を対象にHPV4価ワクチンの長期効果を検討した無作為化二重盲検群間比較試験(ワクチン接種群1,179人，プラセボ群482人)[18]では，ワクチン接種群においてHPV6・11・16・18型に対する抗体が8年以上にわたって陽性を維持していることが確認されました。同試験では，12歳時にワクチンを接種した女児の全例(100％)でHPV6・11・16・18型関連病変が予防可能であったことも報告されています。これらの子宮頸がん予防ワクチンに関する大規模試験の結果をふまえると，**子宮頸がん予防ワクチンがCINの発症率低下に非常に有効**であることは明白であり，**それに伴い子宮頸がんによる死亡率低下につながる**と考えられます。

本邦において，子宮頸がん予防ワクチン接種は2010年度から公費助成の対象となりましたが，その後ワクチン接種後に生じた失神や広範な疼痛または運動障害などのさまざまな身体症状がワクチンの副反応としてメディアで大きく報じられました[19]。2013年6月，厚生労働省から子宮頸がん予防ワクチン接種推奨の一時中止勧告が出され[20]，その結果，子宮頸がん予防ワクチンの接種率が0％に近い状態で現在まで続いています(2015年12月現在)[21)22]。厚生労働省の報告によると，子宮頸がん予防ワクチン接種後の副反応の頻度は10万接種あたり6.9

件とされていますが[23]，これには医療機関および企業から重複して報告を受けている症例も含まれており，実際の頻度はそれを下回ると考えられます。一部の症例では，ワクチン接種後に（因果関係は別として）機能的身体症状と考えられる症状が認められているようですが，カウンセリングやリハビリなどの適切な治療で改善に向かう症例も多いとされます。ただし，残念ながら一部症例では長期にわたり症状の持続が報告されています[24]。子宮頸がん予防ワクチンに関するサーベイランスを今後も継続するとともに，ワクチン接種者と非接種者における機能的身体症状の発症頻度の比較を行う必要があると考えられます。

　近年，マスメディアなどからの情報が副反応に対する不安を増大させていることが日本国外でも指摘されているため[25][26]，医療者側が正しい情報を提供することが非常に重要です。子宮頸がん予防ワクチン接種対象年齢の娘をもつ母親に対する調査によると，子宮頸がん予防ワクチンを接種するか否かは娘自身の意向（娘自身がワクチン接種を受けたいかどうか）よりも母親自身の意向（娘にワクチン接種を受けさせたいかどうか）により強く左右されるため[27]，接種対象の**若年女性だけでなくその家族も正しい情報を共有**しておくことが望まれます。また，子宮頸がん予防ワクチン接種の主たる対象となる小中高生は，産婦人科よりも内科や小児科を受診する機会が多いと考えられます。したがって，産婦人科医だけでなく**内科医や小児科医もHPV感染，子宮頸がん予防ワクチン，ならびに若年で子宮を失った子宮頸がん患者の実態に関する正しい知識を有しておく必要**があります。

　子宮頸がん発症予防の2大柱は，子宮頸がんスクリーニングと子宮頸がん予防ワクチン接種です。スクリーニング受診率とワクチン接種率がともに80％であれば約95％の子宮頸がんが予防可能ですが，それらがともに10％であれば，わずか17％の子宮頸がんしか予防できません[28]。産婦人科医・内科医・小児科医が，子宮頸がんおよびそのスクリーニングと子宮頸がん予防ワクチンに関する適切な教育と指導を行っていくことが女性の健康維持に不可欠です。

第 1 章 こんな症状があったら……
婦人科疾患を疑うとき ―若い女性の場合―

文献

1) 厚生労働省．平成 25 年 国民生活基礎調査の概況．http://www.mhlw.go.jp/toukei/saikin/hw/k-tyosa/k-tyosa13/, (accessed 2015-10)
2) Ueda Y, et al. J Epidemiol. 2015；**25**：50-6.
3) 日本産科婦人科学会／日本産婦人科医会 編．産婦人科診療ガイドライン―婦人科外来編 2014．2014．
4) Ostör AG. Int J Gynecol Pathol. 1993；**12**：186-92.
5) Creasman WT. Preinvasive disease of the cervix. In：Di Saia PJ, et al, editors. Clinical Gynecologic Oncology. 8th ed. Philadelphia：Elsevier；2012. p.1-30.
6) FIGO Committee on Gynecologic Oncology. Int J Gynaecol Obstet. 2014；**125**：97-8.
7) National Comprehensive Cancer Network. NCCN Clinical Practice Guidelines in Oncology；Cervical cancer Ver.1. 2016. http://www.nccn.org/professionals/physician_gls/pdf/cervical.pdf, (accessed 2015-09)
8) Matsumoto K, et al；Japan HPV And Cervical Cancer (JHACC) Study Group. Cancer Sci. 2010；**101**：2065-73.
9) Syrjänen K, et al. Sex Transm Dis. 1990；**17**：15-9.
10) Collins S, et al. BJOG. 2002；**109**：96-8.
11) World Health Organization. Cervical cancer, human papillomavirus (HPV), and HPV vaccines. 2008. http://www.who.int/reproductivehealth/publications/cancers/RHR_08_14/en/, (accessed 2015-10)
12) Girardi F, et al. Burghardt's Colposcopy and Cervical Pathology：Textbook and Atlas. 4th ed. Stuttgart：Thieme；2015. p.10-22.
13) Committee on Practice Bulletins-Gynecology. Obstet Gynecol. 2012；**120**：1222-38.
14) サーバリックス®添付文書．http://vaccinet.jp/product/pdf/attach/pi_cervarix_2010306_ver7.pdf, (accessed 2015-10)
15) ガーダシル®添付文書．https://www.msdconnect.jp/static/mcijapan/images/pi_gardasil_injnsr.pdf, (accessed 2015-10)
16) Paavonen J, et al；HPV PATRICIA Study Group. Lancet. 2009；**374**：301-14.
17) Muñoz N, et al. Lancet. 2009；**373**：1949-57.
18) Ferris D, et al. Pediatrics. 2014；**134**：e657-65.
19) Morimoto A, et al. Int J Clin Oncol. 2015；**20**：549-55.
20) 厚生労働省．子宮頸がん予防ワクチンの接種を受ける皆さまへ（平成 25 年 6 月版）．http://www.mhlw.go.jp/bunya/kenkou/kekkaku-kansenshou28/pdf/leaflet_h25_6_01.pdf, (accessed 2015-10)
21) Ueda Y, et al. Am J Obstet Gynecol. 2015；**212**：405-6.
22) Hanley SJ, et al. Lancet. 2015；**385**：2571.
23) 第 10 回厚生科学審議会予防接種・ワクチン分科会副反応検討部会／平成 26 年度第 4 回薬事・食品衛生審議会医薬品等安全対策部会安全対策調査会 資料 7. http://www.mhlw.go.jp/file/05-Shingikai-10601000-Daijinkanboukouseikagakuka-Kouseikagakuka/0000050366.pdf, (accessed 2015-10)
24) 第 15 回厚生科学審議会予防接種・ワクチン分科会副反応検討部会／平成 27 年度第 4 回薬事・食品衛生審議会医薬品等安全対策部会安全対策調査会 資料．http://www.mhlw.go.jp/stf/shingi2/0000097690.html, (accessed 2015-10)
25) Bodemer N, et al. Vaccine. 2012；**30**：3747-56.
26) Darden PM, et al. Pediatrics. 2013；**131**：645-51.
27) Egawa-Takata T, et al. J Obstet Gynaecol Res. 2015；**41**：1965-71.
28) Franceschi S, et al. Int J Cancer. 2009；**125**：2246-55.

知っておいてほしい！女性からよくある質問

Q1. 性交渉を経験している人も子宮頸がん予防ワクチンを接種したほうがいいですか？

子宮頸がん予防ワクチンが最も効果的と考えられるタイミングは，HPV感染のない初交前の接種です。子宮頸がん予防ワクチンは，HPVが細胞に感染する前に中和抗体を誘導することでHPV感染をブロックするため，HPV感染状態に対する治療効果は全くありません。しかし，まだ感染していないHPVタイプの将来における感染を予防するという意味では，初交後の子宮頸がん予防ワクチン接種に一定のメリットはあると思われます。なお，46歳以上の女性に対する子宮頸がん予防ワクチンの有効性に関する文献はないため，この年齢層におけるワクチン接種は推奨されません。

Q2. 子宮頸がん予防ワクチン接種を受けた後も，子宮頸がん検診を受けたほうがいいですか？

ワクチンに含まれていないタイプのHPVについて，いくつかの型に対しては交差反応による一定の予防効果の可能性を述べた報告があるものの[1]，基本的にはワクチンの効果はワクチンに含まれているタイプのHPV感染に対して認められます。それゆえ，現行のワクチンではすべてのハイリスクHPVの感染を予防できるわけではありません。また，ワクチン接種によりHPV感染やCIN罹患率を減少させることは可能ですが，定期検診を受けなければCINを早期発見する機会を逸することとなり，結果的に子宮摘出や放射線治療の必要性が生じます。したがって，ワクチン接種を受けた女性もこれまでと同様に子宮頸がん検診を受ける必要があります。

文献
1) Wheeler CM, et al. HPV PATRICIA Study Group. Lancet Oncol. 2012 ; **13** : 100-10.

第1章 こんな症状があったら……
婦人科疾患を疑うとき —若い女性の場合—

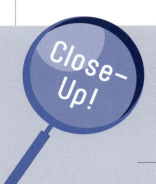

女性アスリートたちの健康問題

国立スポーツ科学センターメディカルセンター婦人科
能瀬 さやか

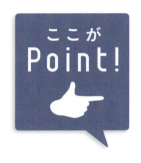

- ☑ 月経困難症や月経前症候群(PMS),月経周期による心身の変化はコンディションやパフォーマンスに影響を与えるため,目標とする試合へ向けた事前の対策が必要である。
- ☑ 無月経や初経発来遅発は,疲労骨折のリスク因子の1つである低骨量／骨粗鬆症につながる可能性があるため,放置してはならない。
- ☑ アスリートへ薬を処方する際は,ドーピング禁止物質が含まれていないかを確認する。

　アスリートとは,「競技会,つまり大会に参加するもの」を指すため,トップアスリートのみならず部活動や地域のクラブチームなどに所属し大会に出場していれば,アスリートという扱いになります。また,競技レベルを問わずアスリートはドーピング検査の対象者となる可能性があり,普段から身体に摂り入れるものすべてに対し,ドーピング禁止物質が含まれていないかを確認する必要があります。

▶ 女性アスリートの月経対策

　女性アスリートのコンディションやパフォーマンスに影響を与える代表的な婦人科疾患は,月経困難症と月経前症候群(premenstrual syndrome；PMS)です。また,これらの疾患がないアスリートでも,月経周期内でホルモンの変動に

伴うコンディションの変化を自覚しているアスリートは多くみられます。国立スポーツ科学センターで2011年4月～2012年5月の期間に行った調査では，女性トップアスリート683名中，月経困難症25.6％，PMS 70.3％，月経周期によるコンディションの変化を自覚しているアスリート91.0％という結果でした[1]。目標とする試合で最高のパフォーマンスを発揮できるよう，試合へ向けた事前の月経対策がコンディショニングを考えるうえで重要となります。

本稿では，女性アスリートの診療の際に婦人科受診を勧めるタイミングについて解説します。

月経困難症

月経と試合が重なったとき，月経困難症により試合に出場できない，または出場してもパフォーマンスが低下するアスリートは少なくありません。また，ドーピングや薬の常習性を懸念し，薬を服用せずに痛みを我慢しているアスリートも多くみられますが，**月経痛は我慢せずに薬をきちんと服用する**よう説明します。また，10代～20代前半の月経痛の多くが機能性月経困難症であり，年齢が進むにつれて症状が改善することが多いことを説明し，不安を取り除くことも重要です。

月経困難症に対するアスリートの対応を，図1に示します。毎月ではないがときどき月経痛がある，または月経痛が軽い場合は，痛みが出たらできるだけ早く鎮痛薬を服用するよう指導します。鎮痛薬については，ジクロフェナクナトリウム(ボルタレン®錠)，ロキソプロフェンナトリウム(ロキソニン®錠)，メフェナム酸(ポンタール®錠)，アセトアミノフェン(カロナール®錠)，セレコキシブ(セレコックス®錠)などは，ドーピング禁止物質を含んでおらず使用可能です。しか

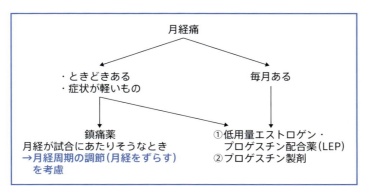

図1　月経困難症の治療　　　　　　　　　　　　　　　　　(筆者作成)

第1章 こんな症状があったら…… 婦人科疾患を疑うとき ―若い女性の場合―

し，鎮痛薬で対応しているアスリートの37.3％（60名/161名）が，鎮痛薬を服用していても月経期はコンディションが悪いと回答しているため[2]，このようなアスリートには普段から自分の月経周期を把握し，月経と試合が重なりそうなときは**事前に月経周期の調節（月経をずらす）を考慮**し，婦人科受診を勧めます。また，毎月月経痛が強いアスリートでは**子宮内膜症や子宮筋腫などの器質的疾患の除外**が必要なことを説明し，産婦人科受診を勧めます。毎月月経痛がみられるアスリートでは，低用量エストロゲン・プロゲスチン配合薬（LEP）による薬物治療が行われるケースもあり，嘔気，頭痛，一時的な体重増加などの副作用出現時にも対応できるように，目標とする大会の2〜3ヵ月前までには婦人科を受診するよう説明します。

【婦人科受診を勧めるべきアスリート（月経困難症）】
・毎月月経痛が強い
・月経痛により練習や試合を休んでしまう
・月経痛で鎮痛薬を飲んでも効かない・コンディションに影響が出る
・月経と試合が重なってしまう
・年齢が進むにつれ痛みが強くなっている
・月経期間以外でもお腹が痛い

月経前症候群（PMS）

　PMSとは，「月経前3〜10日の間に続く精神的，身体的症状で月経発来とともに減退ないし消失するもの」を指し，月経前にイライラ，怒りっぽくなる，憂うつなどの精神的症状や下腹部膨満感，下腹部痛，腰痛，眠気，頭重感，乳房痛，浮腫，体重増加などの身体的症状が挙げられます。特に，月経前の体重増加は減量やコンディションに影響を与えることが多いです。まずは，図2のような記録表を用いて月経周期と症状の関連性，コンディションの変化を2〜3ヵ月以上記録してもらい，PMSが疑われるかを確認します。PMSによるコンディション低下が疑われるアスリートでは，婦人科受診を勧めます。PMSの治療として，日本産科婦人科学会のガイドラインでは利尿薬や漢方薬が記載されており[3]，他科で処方される機会もありますが，**利尿薬はドーピング禁止物質のため使用できません**。一部のLEPには，利尿作用のあるドロスピレノンを含む薬剤ヤーズ®配合錠がありますが，ドロスピレノンは禁止物質に含まないことが禁止表に記載さ

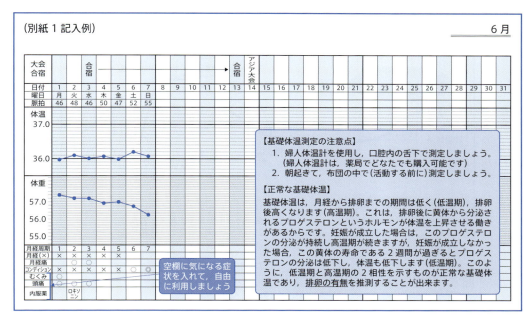

図2　月経周期とコンディションの記録用紙
　国立スポーツ科学センターのホームページからダウンロード可（http://www.jpnsport.go.jp/jiss/home/tabid/36/Default.aspx）

れていますので，使用可能です。また，**漢方薬は動植物や天然物由来でありすべての成分を明らかにできず，禁止物質が含まれていないという保証ができない**，という点からアスリートには推奨されません。選択的セロトニン再取り込み阻害薬（selective serotonin reuptake inhibitor；SSRI）はドーピング禁止物質ではありませんが，服用によりアスリートのコンディションに影響が出る可能性がありますので，投与の際は注意が必要です。

月経周期による心身の変化

　女性の月経周期は卵胞期，排卵期，黄体期に分かれ，各時期でコンディションの変化を自覚しているアスリートは多いです（図3）[4]。コンディションのよい時期は月経終了直後～数日後と回答するアスリートが多いですが，月経中や黄体期がコンディションがよいというアスリートもみられるため，1人1人コンディションのよい時期は異なります（図4）[1]。月経周期によるコンディションの変化を把握するためには，PMSと同様に基礎体温，体重，コンディションの変化，気になる症状などを2～3ヵ月以上記録してもらい，月経周期とコンディションの関連性，パフォーマンスへの影響，コンディションのよい時期・悪い時期を選

第1章 こんな症状があったら……
婦人科疾患を疑うとき ―若い女性の場合―

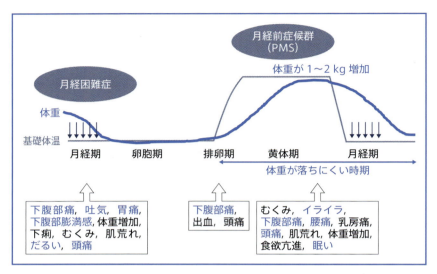

図3　月経周期による身体の変化　　　　　　　　　　（文献4）より引用）

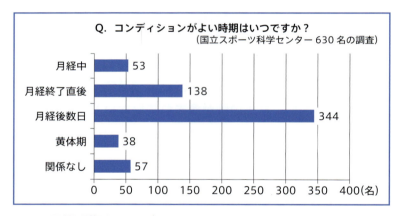

図4　月経周期とコンディション　　　　　　　　　　（文献1）より引用）

手自身に把握してもらうよう指導します．月経周期とコンディション・パフォーマンスに関連がみられる場合は，**月経周期移動の調節（月経をずらす）**などの対策を考慮し，婦人科を紹介します．

▶ 女性アスリートにおける無月経

女性アスリートに多い健康問題として，1997年に米国スポーツ医学会（American College of Sports Medicine；ACSM）は「無月経」，「摂食障害」，「骨粗鬆

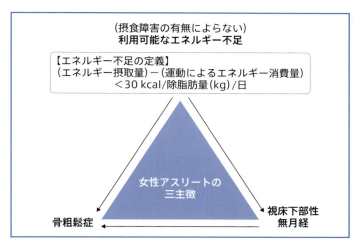

図5　女性アスリートの三主徴　　　　（文献5）より作成）

症」を女性アスリートの三主徴と定義し，2007年には「摂食障害」を「摂食障害の有無によらない low energy availability（利用可能エネルギー不足，以下「エネルギー不足」と訳す）」と定義を変更しています（図5）[5]。また，近年国際オリンピック委員会では Relative Energy Deficiency in Sport（RED-S）という用語を提唱し，男女問わずすべてのアスリートにとってスポーツにおける相対的なエネルギー不足は発育や代謝，精神面，心血管系，骨など，全身へ悪影響を与えパフォーマンス低下をもたらす可能性があるとし，三主徴である「エネルギー不足」，「無月経」，「骨粗鬆症」もこの RED-S の概念に含まれています[6]。この三主徴の起点はエネルギー不足であり，（エネルギー摂取量）－（運動によるエネルギー消費量）が1日除脂肪量1kgあたり30kcal未満と定義されます[5]。つまり，運動量に見合った食事が摂取できていない利用可能エネルギー不足を指し，この状態が長期間続くと下垂体からの黄体化ホルモン（luteinizing hormone；LH）の周期的分泌が抑制され無月経となります。競技特性上，低体重が求められる競技や極端な体重減少，トレーニング量の増加する時期に月経不順・無月経となるアスリートは多く，体重の変化やトレーニング量・強度についての問診により無月経となった原因を推測することができます。**無月経により低エストロゲン状態が長期化すると，若年者においても低骨量や骨粗鬆症につながる**ケースがあります。この**低骨量／骨粗鬆症は疲労骨折のリスク因子の1つ**であるため，障害予防の点から放置してはいけません。

第1章 こんな症状があったら……　婦人科疾患を疑うとき —若い女性の場合—

　エネルギー不足の評価の際，ACSM が定義する式の消費エネルギーなどを正確に測定することは難しく，エネルギー不足のスクリーニングとして BMI（成人）や標準体重（思春期）が用いられます。ACSM では，BMI 17.5 以下，思春期においては標準体重 85％以下をエネルギー不足と判定し，治療目標値は BMI 18.5 以上，思春期においては標準体重の 90％以上としています[5]。平成 27 年度に国立スポーツ科学センターと日本産科婦人科学会で大学生アスリートに対し実施した調査結果では，BMI 18.5 以上のアスリートと比較し，BMI 18.5 未満のアスリートでは有意に無月経の割合が高い結果となりました（1,264 名を対象）。この結果より，本邦のアスリートにおいてもエネルギー不足の治療目標値として BMI 18.5 以上は妥当な数字であると考えます。

　無月経のアスリートにおける治療の大原則は，食事量と運動量の見直しを行い，三主徴の起点であるエネルギー不足を改善することです。食事量の見直しについて，本邦では実際にどのような食事をどれだけ摂取するかを具体的に数値化した指針はありませんが，2014 年の ACSM の提言ではエネルギー不足の治療として表1を推奨しています。表1を参考にエネルギー不足の改善を行うとともに，無月経の原因検索のため①3ヵ月以上，月経が来ていない，②15 歳になっても初経が来ていない選手には，婦人科受診を勧めます。また，**エネルギー不足による無月経のアスリートでは摂食障害が疑われるケースも多く**，その際は体重増加の誘導は行わずに産婦人科受診に加え，カウンセリングや心療内科を紹介します。

表1　無月経のアスリートの治療指針（ACSM）

①最近減少した体重を回復させる
②月経が正常に来ていた体重まで回復させる
③BMI 18.5 以上あるいは標準体重の 90％以上にする
④最低 2,000 kcal/日以上摂取する
⑤摂取エネルギーを 200～600 kcal/日増やす

（筆者作成）

【婦人科受診を勧めるべきアスリート（無月経）】
・3ヵ月以上，月経が来ていない
・15 歳になっても初経が来ていない

▶ アスリートへの薬剤処方

アスリートへ薬物を処方する際は，ドーピング禁止物質が含まれていないか確認する必要があります．ドーピング禁止物質は，世界アンチ・ドーピング機構（World Anti-Doping Agency；WADA）が発効する『世界アンチ・ドーピング規程 禁止表国際基準』（以下，禁止表）で規程されています[7]．この禁止表は年1回以上（基本的には毎年1月1日）改訂されるため，最新の禁止表を日本アンチ・ドーピング機構（Japan Anti-Doping Agency；JADA）のホームページ（http://www.playtruejapan.org/）などから確認する必要がありますが，禁止物質を含むかどうかについては，Global DRO JAPANのサイト（http://www.globaldrojpn.com/）から医療用医薬品および一般用医薬品の検索が可能です．また，最新のアンチ・ドーピング規則に関する正確な情報・知識をもち，日本薬剤師会と協力してJADAが認定しているスポーツファーマシストをJADAのホームページから検索することが可能であり，不明な点は各県にいるスポーツファーマシストに直接問い合わせが可能です．

文献
1) 能瀬さやか，他．日臨スポーツ医会誌．2014；**22**：122-7．
2) 能瀬さやか，他．小児科．2015；**56**：1439-46．
3) 日本産科婦人科学会／日本産婦人科医会 編．産婦人科診療ガイドライン—婦人科外来編 2014．2014．p.224-7．
4) 能瀬さやか，他．Health Management for Female Athletes —女性アスリートのための月経対策ハンドブック—．2016．p.25．
5) De Souza MJ, et al. Br J Sports Med. 2014；**48**：289．
6) Mountjoy M, et al. Br J Sports Med. 2014 Apr；**48**：491-7．
7) 日本アンチ・ドーピング機構．世界アンチ・ドーピング規程 2016年禁止表国際基準．2016．

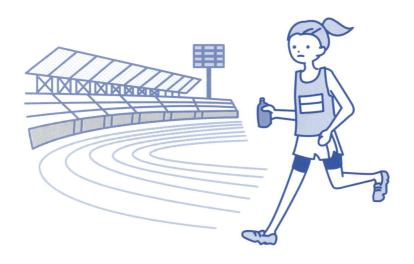

第1章 こんな症状があったら……
婦人科疾患を疑うとき ―若い女性の場合―

知っておいてほしい！女性からよくある質問

Q1. 月経はずらせますか？

月経はずらすことができます。「来月の月経をずらしたい」，「今後，試合や遠征が続くため試合と月経が重ならないように長期的に管理をしたい」というような場合はホルモン剤を使用し，月経周期を調節することが可能です。

Q2. 低用量ピルって避妊の薬ですよね？

低用量ピルは，国際的には経口避妊薬（oral contraceptives；OC）と呼ばれ自費となります。近年，OCのなかで月経困難症に対し保険適用となっているものはLEPと呼ばれるようになってきています。OC・LEPは，避妊以外にも月経困難症，子宮内膜症，月経前症候群，月経周期の調節，過多月経（月経の量が多い），ニキビなどの治療目的で使用されます。アスリートにおいても適用は同じであり，避妊以外のさまざまな目的で使用されています。

Q3. 低用量ピルはドーピング禁止物質ですか？

婦人科で処方されるホルモン剤は，すべてドーピング禁止物質と認識しているアスリートは多いですが，現在わが国で使用されているOC・LEPはドーピング禁止物質ではないため使用可能です。その他の薬剤については，前述のGlobal DRO JAPANのサイト（http://www.globaldrojpn.com/）からドーピング禁止物質か否か検索可能です。

第2章

産前・産後の女性を支える

第2章 産前・産後の女性を支える

1 薬を必要とする妊婦・授乳中の女性のミカタ

川崎医科大学産婦人科学1 講師／教授*
村田　晋・下屋浩一郎＊

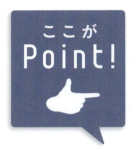

- 妊娠・授乳期における添付文書上の使用制限と実際の臨床使用の可否は異なる。
- 添付文書上は使用可と考えられていても，妊娠中に使用禁忌となる薬剤が存在する。
- 過去には使用禁忌であったが，データの蓄積により特定の状況下では妊娠中であっても有益性投与となる薬剤がある。

1 はじめに

　すべての妊婦・授乳婦は，「はたして自分が内服する薬が赤ちゃんにとって安全なのであろうか」という不安をもっています。妊婦は，妊娠が成立するまで自分自身の身体症状のみの改善を目的に薬剤を使用していたわけですが，妊娠すると「薬剤の胎児への影響」という漠然とした不安が惹起されます。特に，妊娠前から特定の薬剤を内服していた女性が妊娠した場合，「薬剤が胎児へ悪影響を与える」という概念が生まれ，処方をしている内科主治医にさえ相談せず自己判断で内服薬を中止するという事例に遭遇することがあります。当然，これは結果的に母体疾患の増悪を招き内服を継続している場合よりも状況が悪化する可能性があり，危険な行為です。しかし，医師からすれば「相談してくれれば」と思うような妊婦の行為は，実際にはそれだけ「薬剤の胎児への影響」というみえない恐

怖が引き起こす「母親としての防衛反応」と呼べなくもないでしょう。

　本稿では，このような妊娠と薬剤に関する誤解を解消するために，個々の薬剤に関しての各論ではなく，総論的に安全性の高い薬剤，または使用を控えるべき薬剤などを列挙し解説します。

2 妊娠中の投与により胎児への催奇形性，胎児毒性を起こす可能性のある薬剤

　表1A，B[1)]は，妊娠中に使用した場合に奇形を引き起こす可能性のある薬剤の一覧です。基本的に妊娠4週未満の受精卵が薬剤曝露を受けた場合，"all or none"の法則から受精卵への傷害があれば流産となりますが，受精卵が死亡しない場合は自然修復されダメージが残らないとされています。しかし，ビタミンAからなる角化症治療内服薬（エトレチナート（チガソン®）：内服後2年間の避妊を指導する[2)])，C型肝炎治療薬（リバビリン：内服後6ヵ月間の避妊を指導する[3)])などは薬剤が長時間体内に蓄積されるため，妊娠直前に中断すればよいわけではないことに注意が必要です。表1に提示した薬剤は妊娠初期からの投与も実際に行われている薬剤ですが，**妊娠中の薬物使用に関しては，添付文書上の解釈と実際の使用に関する解釈について差異があります**。以前は添付文書上，禁忌とされていたワルファリンカリウム（ワーファリン）は，現在は妊娠中であっても病状によっては継続投与が検討される薬剤となっており，医師と患者間での正確な情報共有が必要です。なお，特に妊娠後期では以前から知られているように**非ステロイド抗炎症薬（non-steroidal anti-inflammatory drugs；NSAIDs）の使用は控えるべき**です。これは，プロスタグランジン合成阻害作用を有するため胎児動脈管の収縮を引き起こし胎児心不全や新生児肺高血圧などの原因となるためで，この点から鎮痛・解熱目的であればプロスタグランジン系への作用が少ないアセトアミノフェンを使用することが望ましいでしょう。

3 添付文書上「禁忌」とされる医薬品でも，特定の状況下では妊娠中に投与可能な薬剤

　周知の通り，「薬事法」の規定により医薬品の添付文書には必ず「妊婦，産婦，授乳婦等への投与」という項目が設定され，妊娠周辺時期の女性への薬物投

第2章 産前・産後の女性を支える

表1 妊娠中の投与により胎児への催奇形性，胎児毒性を起こす可能性のある薬剤

A 妊娠初期

一般名	代表的商品名	催奇形性，胎児毒性の例	添付文書上の評価	妊娠中の実際の投与	授乳中の実際の投与
エトレチナート	チガソン®	水頭症，口蓋裂	禁忌	禁忌	慎重投与
チアマゾール	メルカゾール®	頭皮欠損症，臍帯ヘルニア	有益性投与	患者ごとに異なる	不明
バルプロ酸ナトリウム	デパケン® セレニカ®R	二分脊椎	原則禁忌（有益性投与）	患者ごとに異なる	安全
カルバマゼピン	テグレトール®	催奇形性	有益性投与	患者ごとに異なる	不明
フェノバルビタール	フェノバール®	口唇，口蓋裂など	有益性投与	患者ごとに異なる	不明
メトトレキサート	メソトレキセート®	流産，頭蓋骨異形成	有益性投与	患者ごとに異なる	患者ごとに異なる
ワルファリンカリウム	ワーファリン	軟骨発育不全，眼球異常，聴覚障害	禁忌	患者ごとに異なる	安全

B 妊娠中期・後期

医薬品名	代表的商品名	催奇形性，胎児毒性の例	添付文書上の評価	妊娠中の実際の投与	授乳中の実際の投与
ACE-I	カプトプリル®	腎障害，尿量減少	禁忌	禁忌	安全
ARB	ニューロタン®		禁忌	禁忌	安全
テトラサイクリン系抗菌薬	ミノマイシン®	歯牙着色	有益性投与	不明	不明
NSAIDs	インダシン® ボルタレン®	動脈管収縮，羊水過少など	禁忌，または妊娠後期不可	妊娠後期の投与は避ける	安全

※「患者ごとに異なる」に関して：
妊婦が抱える疾患の状態と薬剤が与える胎児への影響を勘案して妊娠中投与すべきかどうかを決定する薬剤であり，主治医と患者とで話し合いを行う必要がある。
ACE-I：アンジオテンシン変換酵素阻害薬，ARB：アンジオテンシン受容体拮抗薬，NSAIDs：非ステロイド抗炎症薬

（文献1）を参考に筆者作成）

与への留意事項が記載されています。しかし，実際には添付文書上「使用禁忌」であっても，これらの薬品の多くは胎児への有害作用が証明されているわけではなく，動物実験レベルにおいてのみ胎児への有害事象が指摘されている場合や，より安全性が高い同効の医薬品が他に存在する場合があります。したがって，添

付文書上使用は避けるべきと思われる薬品であっても，特定の状況下であればインフォームドコンセントを得たうえでの使用に限り，許容される医薬品が存在します。代表的なものとして**アザチオプリン，シクロスポリン，タクロリムスなどの免疫抑制薬**があり，これらはステロイド単独では治療効果が不十分であると考えられる自己免疫疾患や臓器移植の場合において，適正な使用はむしろ母児の予後を改善する可能性があります。また，これらアザチオプリン，シクロスポリンを使用した症例での催奇形率は，一般集団と統計学的な差がないこと[4)5)]も示されています。さらに，添付文書上「禁忌」とされている**抗悪性腫瘍薬も，症例ごとに判断し使用の可否を検討する**必要があります。特に，妊娠中期以降は非妊娠時と同様に化学療法は施行可能である場合が多く，乳がん，子宮頸がんなどのがん腫において使用経験の報告は多数存在します。

4 添付文書上「禁忌」とされる医薬品のうち，妊娠初期に偶発的に使用された場合でも臨床的には胎児への危険性は上昇しないと考えられる薬剤

　上述の表1と重複する薬剤もありますが，表2[1)]に掲載した薬剤は妊娠初期に偶発的もしくは短期的に投与されたとしても，胎児への催奇形性や胎児毒性は証明されていない医薬品やワクチンの一覧です。表2の薬剤も，やはり基本的には添付文書上「禁忌」と記載されていることが多く，妊娠が判明した時点で不要な薬剤であることが判明すれば投与を中止すべきです。しかし，偶発的投与が万が一起こったとしても，まず**胎児へは影響がない**ことを妊婦へ説明します。またこの際，**これらの薬剤を投与したからといって妊娠中断を考慮する必要はない**ように妊婦への指導，助言も併せて必要です。

5 授乳中に投与している薬剤の児への影響

　母乳は人工乳に比べ優れている点が多く，やむをえない場合や何らかの事情により母乳が投与できない場合を除き，母乳哺育が望ましいです。よって，一般的には母乳を推奨しますが，授乳中に何らかの薬剤を服用した場合，その薬剤により程度の差はあっても一定の量は母乳中へ分泌されるため，児は母乳を通じて薬剤を摂取することになります。しかし，一部例外はあるものの授乳婦が服用して

表2 添付文書上「禁忌」とされる医薬品のうち，妊娠初期に偶発的に使用された場合でも臨床的には胎児への危険性は上昇しないと考えられる薬剤

分類	医薬品名または一般名
免疫抑制薬	アザチオプリン，シクロスポリン，タクロリムス
一部の抗菌薬	ニューキノロン系抗菌薬，ST合剤
抗真菌薬	イトラコナゾール，ミコナゾール
降圧薬	ニフェジピン，アムロジピンベシル酸塩，ニカルジピン塩酸塩(経口錠)
NSAIDs	インドメタシン，ジクロフェナクナトリウム
経口血糖降下薬（ビグアナイド系，スルホニルウレア薬）	メトホルミン塩酸塩，グリベンクラミド
制吐薬	ドンペリドン
抗アレルギー薬	オキサトミド，トラニラスト
緩下薬	センナ，センノシド
生ワクチン	風疹，水痘，麻疹，流行性耳下腺炎などのワクチン

(日本産科婦人科学会／日本産婦人科医会 編．産婦人科診療ガイドライン—産科編 2014 より改変転載)

いる薬剤が児に影響を与えたとする明確なエビデンスはないといわれており，一般的に使用される薬剤の児への影響は，授乳中特別考慮する必要はありません。
　しかし，下記薬剤に関しては特別に注意喚起がされており，授乳中の投与はやむをえない場合を除き，控えるべきです。

【授乳中は投与を禁止すべき薬剤】
抗がん剤，ヨウ化カリウム，コカイン，アミオダロン((アンカロン®)抗不整脈薬，ヨウ素を含む)

【授乳中は慎重に投与すべき薬剤】
抗てんかん薬(フェノバルビタール(フェノバール®)，プリミドン(プリミドン)など)，抗不安薬(ジアゼパム)，コデインなど：母乳を介した新生児への移行量が多いとされます。抗不安薬などでは児が傾眠傾向となる可能性があり，またコデインは代謝産物がモルヒネであるため児へのモルヒネ中毒の危険性があります。

6 最後に

　妊娠と奇形，流産は実は常に隣り合わせです。妊娠の約15％は流産であること，薬剤摂取の有無にかかわらず先天性奇形の出現率は2〜3％であること，母体年齢の増加に伴いこれら流産率や染色体異常の合併率は自然に上昇することなどは，産婦人科医であれば常識です。しかし，実際には「自分の生活習慣や薬剤を内服したことが児に影響を与えた」と悩む妊婦は後を絶ちません。そこには，薬剤が胎児，新生児に与える影響は実は極々わずかであるという事実を知らないだけではなく，一般内科医などが妊娠中の女性への薬剤投与に過敏であるがゆえに，薬剤と妊娠・授乳に対する誤った認識が流布している可能性が地盤にあるといえます。間違った認識のまま妊娠が発覚すると，胎児への影響を危惧するあまり不必要と考えられる人工妊娠中絶につながることもあります。したがって，妊娠と薬物投与に関する成書，有益なサイトを活用し，妊産婦に対する正しい情報提供を心がける必要があります。

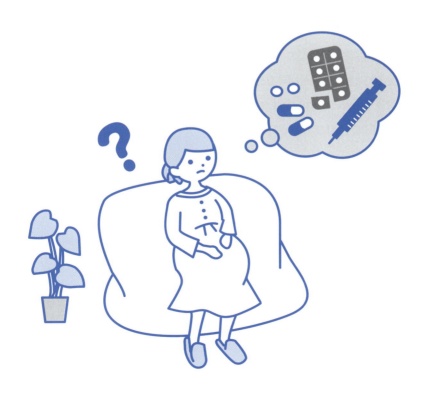

妊娠，授乳と薬剤に関する有用な情報源

　下記のサイトでは，妊娠中，授乳中に使用する薬物の安全性が検索できます。国内であれば，国立成育医療研究センターの専門サイトが使用しやすいです。同院では「妊娠と薬情報センター」が設置され，相談者本人から郵送にて申し込みを行うこともできます。海外であれば，National Library of Medicine によって運営される LactMed を参考にするとよいでしょう。学術論文検索サイトである PubMed と同じサポート機構により作成されており，随時最新のデータに切り替わります。携帯用アプリも存在するため，利用しやすいと思われます。なお，REPROTOX® のように有料登録が必要な検索サイトもあります。

●妊娠中の薬物に関して
- REPROTOX®(https://reprotox.org/)
- OTIS(http://mothertobaby.org/)
- Motherisk program(http://www.motherisk.org/prof/index.jsp)

●授乳中の薬物に関して
- 国立研究開発法人 国立成育医療研究センター 妊娠と薬情報センター (https://www.ncchd.go.jp/kusuri/lactation/druglist.html)
- LactMed(http://toxnet.nlm.nih.gov/newtoxnet/lactmed.htm)

文献

1) 日本産科婦人科学会／日本産婦人科医会 編. 産婦人科診療ガイドライン―産科編 2014. 2014.
2) Briggs GG, et al. Drugs in Pregnancy and Lactation 9th ed. Philadelphia : Lippincott Williams and Wilkins ; 2011.
3) 伊藤真也, 他 編. 薬物治療コンサルテーション 妊娠と授乳. 改訂 2 版. 東京：南山堂；2014.
4) Akbari M, et al. Inflamm Bowel Dis. 2013 ; **19** : 15-22.
5) Cleary BJ, et al. Birth Defects Res A Clin Mol Teratol. 2009 ; **85** : 647-54.

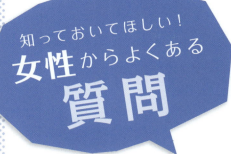

Q1. （妊娠中，授乳中の女性が）「先生，風邪を引きました。お薬をください」

こういった外来での質問が最も多いです。

10ヵ月の妊娠期間とその後の1年前後の授乳期に，一度も感冒症状がないということは逆にあまりなく，誰でも急性上気道炎などの罹患は避けられません。処方の必要性があれば，下記の薬剤が経験的，データ的にも安全であり，使用しやすいでしょう。

[解熱，鎮痛薬] アセトアミノフェン，アスピリン

[鎮咳薬] デキストロメトルファン臭化水素酸塩（メジコン®），コデインリン酸塩（長期使用，分娩前後の使用は控える）：この2種類以外の鎮咳薬は，妊娠・授乳期の使用に関して明確なデータがない。

[抗菌薬] ペニシリン系，セフェム系，マクロライド系，アミノグリコシド系は，妊娠・授乳期にほぼ安全に使用できる。テトラサイクリン系，ニューキノロン系は安全性が確立しておらず，第一選択としては不適切である。

Q2. （妊娠中，授乳中の女性が）「アレルギー体質なのですが，お薬は使えますか？」

花粉症などに対しては，主に抗ヒスタミン薬，抗アレルギー薬の使用が一般的でしょう。使用経験が長く，妊娠・授乳期に安全に使用できると考えられる薬剤は下記となります。

[抗ヒスタミン薬] ジフェンヒドラミン塩酸塩（レスタミン），d-クロルフェニラミンマレイン酸塩（ポララミン®），ヒドロキシジン塩酸塩（アタラックス®）

[抗アレルギー薬] セチリジン塩酸塩（ジルテック®），レボセチリジン塩酸塩（ザイザル®），ロラタジン（クラリチン®）など

なお，点眼薬，点鼻薬，吸入薬は，一般的に局所作用を目的に使用されるため，全身循環への移行は微量です。よって，胎児・新生児への影響はほぼないと考えられ，一般的に処方頻度の高い薬剤で高用量でなければ使用には差し支えありません。

読者へのメッセージ MESSAGE

抗てんかん薬と奇形率，葉酸内服に関して

　抗てんかん薬を内服しながら児を出産することは，現代医学では可能といえます。しかし，妊娠前は産婦人科以外でてんかんを管理されていることが多く，抗てんかん薬と奇形率に関する情報提供が必要となります。

●抗てんかん薬内服による奇形率

　バルプロ酸ナトリウム(VPA)やカルバマゼピン(CBZ)内服中の妊婦は神経管閉鎖不全の児の発生率が1〜2％であり，この頻度は一般集団に比べると高率とされてきました。しかし，近年の大規模調査では奇形率は上昇しないとする報告[1]もあるなど一定の見解はありませんが，できるだけ児に影響の少ない薬剤への調整が必要です。どの薬剤を選択するかについては，VPAは投与量が多くなると奇形発生率が高まるとされますが，近年発売された新規抗てんかん薬(ラモトリギン(ラミクタール®)など)は比較的奇形発生率が低く，より安全に使用できるとされています。なお，VPAに代表される抗てんかん薬が誘発する児の奇形とは，神経管閉鎖不全を筆頭に口唇口蓋裂，心房中隔欠損，多指症などがあります。また，抗てんかん薬を複数使用すると奇形率が上昇するといった報告[2]があるため，妊娠を企図する女性には可能な限り単剤とし，服薬量の減量など調整を行います。

●抗てんかん薬と葉酸補充

　抗てんかん薬内服中の女性，または神経管閉鎖障害児の妊娠・出産既往がある女性が妊娠を企図する場合，葉酸補充を行うべきとされています。葉酸内服量に

関してはさまざまな意見がありますが，4〜5mg/日の補充が推奨されています。神経管の閉鎖は妊娠6週で完成するため，少なくとも妊娠成立前から葉酸を補充することが望ましいです。神経管閉鎖障害はVPAなどが葉酸の代謝過程を阻害するためであるといわれていますが，葉酸内服により神経管閉鎖不全などの奇形が減少したとする明確なエビデンスはなく，その他の機序による奇形発生も推測されます。しかし，葉酸の内服により妊娠中の貧血の改善，妊娠高血圧症候群の発症抑制や児の知能発達を良好にする可能性も指摘され，葉酸のメリットが全くないとはいえません。今後の症例の蓄積が必要ですが，現状では抗てんかん薬服用中の女性には妊娠前からの葉酸内服を推奨してよいと考えます。

1) Veiby G, et al. Epilepsia. 2009 ; **50** : 2130-9.
2) Maedor K, et al. Epilepsy Res. 2008 ; **81** : 1-13.

第2章 産前・産後の女性を支える

2 お産のあと元気がない女性のミカタ

大阪大学大学院医学系研究科産科学婦人科学教室／助教*
塩見 真由・味村 和哉*

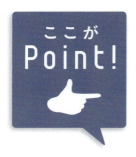

ここがPoint!

- ☑ 産褥期の精神障害は，主に①マタニティ・ブルーズ，②産褥うつ病，③産褥精神病に分類される。

- ☑ 早期に介入するためには，産褥精神障害の症状，発症時期や持続期間，頻度，リスク因子を理解し，鑑別することが重要である。マタニティ・ブルーズは，産後2週間以内に軽快する。

- ☑ 精神症状とともに何らかの身体症状が観察される場合には，器質的疾患の可能性も念頭に置くことが重要である。

　産褥期の精神障害は，主に①マタニティ・ブルーズ，②産褥うつ病，③産褥精神病に分類されます(**表1**)[1)]。

表1　産褥精神障害

1. マタニティ・ブルーズ
2. 産褥うつ病
3. 狭義の産褥精神病
4. 既往の精神障害の再発と増悪
5. 身体症状を伴う精神障害(Sheehan症候群，甲状腺機能異常)

(文献1)より引用)

1 マタニティ・ブルーズ

〈定　義〉産褥2〜10日の間に生じる一過性の情緒不安定な状態で，2〜4日が発症のピークです。

〈頻　度〉本症の出現頻度は30％程度です[2]。

〈症　状〉涙もろいことが最も重要な症状であり，そのほかに軽度の抑うつ感，不安感，集中力低下などがあります。

〈リスク因子〉分娩前うつ症状，育児に関連するストレス，心理社会的障害，月経前気分障害，妊娠前からのうつ症状，妊娠合併症，胎児あるいは新生児異常，長期入院患者あるいは母子隔離群[3)4)]。

〈診　断〉「マタニティ・ブルーズ日本版評価尺度」(図1)[5]を用います。

〈治　療〉2週間ほどの短期間に消失するため，治療は要しません。

〈注意点〉本症の約5％が産褥うつ病に移行したとの報告[3]もあり，産後退院した患者から相談を受けた場合，しばらく外来観察を行います。**2週間以上抑うつ感情が持続する場合は，マタニティ・ブルーズと判断してはいけません。**

2 産褥うつ病

〈定　義〉産褥精神障害のなかで最も多い病型(産褥精神病の約半数)で，**マタニティ・ブルーズが軽快・消失する産後7〜10日以降，産後4週以内**で症状が出現することが多いです。

〈頻　度〉本症の出現頻度は5〜10％程度[3]です。

〈症　状〉抑うつ気分，不安，焦燥，不眠，自責(母親としての責務が果たせないことや，子どもや夫に対して愛情が湧いてこない)や育児に対する不安・恐怖を訴えます。

〈リスク因子〉過去の精神疾患罹患病歴，身体的性的虐待，症候性のうつ症状，若年，望まない・望まれない妊娠，中絶[6]，分娩までの12ヵ月間にストレスフルなイベント，社会的金銭的サポートが得られない，未婚，疾病保有新生児，授乳できていない，など。

〈診　断〉「エジンバラ産後うつ病質問票(EPDS)」(図2)[5] 9点以上で，産後うつ病の疑いと判断します。

〈治　療〉訴える問題点への理解と共感を示し，育児や家事について家族の協力

第2章 産前・産後の女性を支える

今日のあなたの状態についてあてはまるものに○をつけてください。2つ以上あてはまる場合には，番号の大きな方に○をつけてください。

A.　0.　気分はふさいでいない。
　　1.　少し気分がふさぐ。
　　2.　気分がふさぐ。
　　3.　非常に気分がふさぐ。

B.　0.　泣きたいとは思わない。
　　1.　泣きたい気分になるが，実際には泣かない。
　　2.　少し泣けてきた。
　　3.　半時間以上泣けてしまった。

C.　0.　不安や心配ごとはない。
　　1.　ときどき不安になる。
　　2.　かなり不安で心配になる。
　　3.　不安でじっとしていられない。

D.　0.　リラックスしている。
　　1.　少し緊張している。
　　2.　非常に緊張している。

E.　0.　落ち着いている。
　　1.　少し落ち着きがない。
　　2.　非常に落ち着かず，どうしていいのか分からない。

F.　0.　疲れていない。
　　1.　少し元気がない。
　　2.　一日中疲れている。

G.　0.　昨晩は夢を見なかった。
　　1.　昨晩は夢を見た。
　　2.　昨晩は夢で目覚めた。

H.　0.　普段と同じように食欲がある。
　　1.　普段に比べてやや食欲がない。
　　2.　食欲がない。
　　3.　一日中まったく食欲がない。

次の質問については，「はい」または「いいえ」で答えてください。

I.	頭痛がする。	はい	いいえ
J.	イライラする。	はい	いいえ
K.	集中しにくい。	はい	いいえ
L.	物忘れしやすい。	はい	いいえ
M.	どうしていいのかわからない。	はい	いいえ

配点方法：A〜Hの症状に対する得点は各番号の数字に該当し，I〜Mの症状に対する得点は「はい」と答えた場合に1点とする。
産後の1日の合計点が8点以上であった場合，マタニティ・ブルーズありと判定する。

図1　マタニティ・ブルーズ日本版尺度
（日本産科婦人科学会／日本産婦人科医会 編．産婦人科診療ガイドライン―産科編 2014 より引用）

ご出産おめでとうございます。ご出産から今までの間どのようにお感じになったかをお知らせください。今日だけでなく，過去7日間にあなたが感じられたことに最も近い答えにアンダーラインを引いてください。必ず10項目に答えて下さい。

［質問］
1. 笑うことができるし，物事のおもしろい面もわかる。
    (0) いつもと同様にできる。　　　　　(1) あまりできない。
    (2) 明らかにできない。　　　　　　　(3) まったくできない。
2. 物事を楽しみにして待つことができる。
    (0) いつもと同様にできる。　　　　　(1) あまりできない。
    (2) 明らかにできない。　　　　　　　(3) まったくできない。
3. 物事がうまくいかない時，自分を不必要に責める。
    (3) 常に責める。　　　　　　　　　　(2) 時々責める。
    (1) あまり責めることはない。　　　　(0) まったく責めない。
4. 理由もないのに不安になったり，心配する。
    (0) まったくない。　　　　　　　　　(1) ほとんどない。
    (2) 時々ある。　　　　　　　　　　　(3) しょっちゅうある。
5. 理由もないのに恐怖に襲われる。
    (3) しょっちゅうある。　　　　　　　(2) 時々ある。
    (1) めったにない。　　　　　　　　　(0) まったくない。
6. することがたくさんある時に，
    (3) ほとんど対処できない。　　　　　(2) いつものようにうまく対処できない。
    (1) たいていうまく対処できる。　　　(0) うまく対処できる。
7. 不幸せで，眠りにくい。
    (3) ほとんどいつもそうである。　　　(2) 時々そうである。
    (1) たまにそうである。　　　　　　　(0) まったくない。
8. 悲しくなったり，惨めになる。
    (3) ほとんどいつもある。　　　　　　(2) かなりしばしばある。
    (1) たまにある。　　　　　　　　　　(0) まったくない。
9. 不幸せで，泣けてくる。
    (3) ほとんどいつもある。　　　　　　(2) かなりしばしばある。
    (1) たまにある。　　　　　　　　　　(0) まったくない。
10. 自分自身を傷つけるのではないかという考えが浮かんでくる。
    (3) しばしばある。　　　　　　　　　(2) ときたまある。
    (1) めったにない。　　　　　　　　　(0) まったくない。

※各質問とも4段階の評価で，10項目を合計する。

図2　エジンバラ産後うつ病質問票（EPDS）
(日本産科婦人科学会／日本産婦人科医会 編. 産婦人科診療ガイドライン―産科編 2014 より引用)

を得て，精神的，身体的サポートを行います。**希死念慮がある場合は，早期から精神科医による治療が必要です**（精神科における治療は他稿へ譲る）。

3 産褥精神病

〈定 義〉産褥精神障害のなかで最も重篤な病型で，**分娩後2～3週間の早期**に発症します。
〈頻 度〉本症の出現頻度は0.1～0.2％程度です。
〈症 状〉不眠，情動不安定，抑うつなどの数日の前駆症状に引き続いて，急激に幻覚・妄想状態や夢幻錯乱状態に至ります。**統合失調症に比して発症が急激であること，対人接触が良好で人格が保たれていること，妄想や幻覚が浮動的であること，治療に反応しやすい。**
〈診 断〉症状発現が急激であることから，比較的容易に家族や医師に認識されます。
〈治 療〉精神科における支持的精神療法，薬物療法，入院が基本です。

4 既往の精神障害の再発と増悪

既往に精神疾患のある場合，出産後に増悪または再発する頻度は，わが国では40％と報告されています。また，産褥期の自殺企図に関しては，出生前に精神疾患と診断された妊婦は健康な妊婦に比べ27.4倍，薬物治療歴のある妊婦の場合には6.2倍との報告もあります[5]。再発や増悪の確率が高いことをふまえると，早期発見が重要です。

5 器質的疾患との鑑別

抑うつ，不活発，易疲労性，食欲不振の症状に加えて**表2**[7]に示す身体症状を認める場合，下垂体機能低下症を鑑別疾患に挙げる必要があります。

■ **Sheehan症候群**
〈病態・概念〉分娩時の大量出血により，下垂体血管に攣縮および二次血栓が生じて下垂体壊死に陥ります。下垂体の約50％が破壊されると，汎下垂体機能低

表2　下垂体機能低下症の症状

下垂体ホルモン	ホルモン欠乏による症候
副腎皮質刺激ホルモン（ACTH）	全身倦怠感，易疲労性，食欲不振，意識障害，低血圧，体重減少など
甲状腺刺激ホルモン（TSH）	耐寒性の低下，不活発，うつ気分，便秘，皮膚乾燥，徐脈，脱毛など
性腺刺激ホルモン（ゴナドトロピン）	月経異常，性欲低下，不妊，恥毛・腋毛の脱落，性器萎縮，乳房萎縮など
成長ホルモン（GH）	肥満，不活発，易疲労感など
プロラクチン（PRL）	産褥期の乳汁分泌低下
抗利尿ホルモン（ADH）	口渇，多飲，多尿

（文献7）より引用）

下症となります[8]。

　Sheehan症候群の症状の程度は下垂体壊死巣の部位や範囲によって異なるため，その発現時期も症例差が大きいです。重症例では，甲状腺刺激ホルモン（thyroid stimulating hormone；TSH）やコルチゾールの分泌不全を合併します。

　典型的なSheehan症候群は，分娩後平均7年程度経過した時点で無月経などを契機に診断されており，分娩後早期に診断されることは稀でした。しかし，近年分娩後1週間前後での早期の診断例が報告されています[9)10)]。

〈症　状〉急性期症状：低血圧，頻脈，低血糖，強い倦怠感，恥毛の消失など。慢性期症状：体重減少，倦怠感，無月経，乳房・外性器の萎縮，陰毛や恥毛の消失。

〈診　断〉血中下垂体前葉ホルモン検査で副腎皮質刺激ホルモン（adrenocorticotropic hormone；ACTH），TSH，成長ホルモン（growth hormone；GH），黄体化ホルモン（luteinizing hormone；LH），卵胞刺激ホルモン（follicle-stimulating hormone；FSH）が低値となり，コルチゾールも低値を示します。副腎皮質刺激ホルモン放出ホルモン（corticotropin releasing hormone；CRH），甲状腺刺激ホルモン放出ホルモン（thyrotropin-releasing hormone；TRH），性腺刺激ホルモン放出ホルモン（gonadotropin-releasing hormone；GnRH）などの負荷試験により各下垂体前葉ホルモンの分泌不良を認めます。

頭部 MRI で典型的にはトルコ鞍空洞が確定診断となります。
〈治　療〉ホルモン補充療法。

■ 出産後甲状腺炎

〈病　態〉妊娠中に抑制されていた免疫は出産後急激に取り除かれるため，各種免疫応答は亢進し，正常妊娠でも甲状腺自己抗体の抗体価は出産後に増加します。潜在性自己免疫性甲状腺炎は若年女性の 7〜8％に存在しますが，その約 6 割で出産後に甲状腺機能異常が発生します[11]。

〈頻　度〉産褥の 5〜10％の頻度で出現します。

〈症　状〉いらいら，不安感，不眠，易疲労性，動悸，体重減少，月経不順など。

〈診断・鑑別診断〉出産後 1 年以内に甲状腺機能異常の発症があり，抗 TPO 抗体または抗サイログロブリン抗体が陽性の場合は，出産後甲状腺炎と診断します[12]。甲状腺中毒症があれば，破壊性甲状腺中毒症かバセドウ病かの鑑別が必要です。

出産後 2〜4 ヵ月の比較的早い時期に発症するものは，破壊性甲状腺中毒症です。一方，出産後 4〜7 ヵ月より起こり，TSH レセプター抗体（TRAb）陽性であればバセドウ病と考えられます。

〈治　療〉バセドウ病であれば，抗甲状腺薬を使用します。プロピルチオウラシル（PTU）は，母乳中への移行も少なく授乳可能です。破壊性甲状腺中毒症は，一過性なので対症療法を行います。β-遮断薬を投与しますが，プロプラノロール塩酸塩（インデラル®）は母乳中濃度のピークが 2〜3 時間後ですが母への投与量の 0.1％以下の移行であるため，比較的使用可能な薬剤です[13]。

〈注意点〉育児の負荷，不安と重なる時期に発症するため，産褥うつ病との鑑別が重要です。

文献
1) Brockington I : Motherhood and Mental Health, Oxford : Oxford University Press ; 1996.
2) 中野仁雄(分担研究者)：妊産婦の精神面支援とその効果に関する研究．平成6年度厚生省心身障害研究「妊産婦をとりまく諸要因と母子の健康に関する研究」．
3) Kitamura T, et al. Arch Womens Ment Health. 2006 ; **9** : 121-30.
4) 岡野禎治，他．精神医．1991 ; **33** : 1051-8.
5) 日本産科婦人科学会／日本産婦人科医会 編．産婦人科診療ガイドライン―産科編 2014．2014．
6) 鈴井江三子，他．母性衛生．2001 ; **42** : 394-400.
7) 矢﨑義雄，他 編．内科学(第10版)．東京：朝倉書店；2013．
8) Sheehan HL. J Pathol Bacteriol. 1937 ; **45** : 189-214.
9) Bunch TJ, et al. Gynecol Endocrinol. 2002 ; **16** : 419-23.
10) 宇津木聡，他．日内分泌会誌．2004 ; **80**(Suppl.) : 143-5.
11) Tada H, et al. Endocr J. 1994 ; **41** : 325-7.
12) Abalovich M, et al. J Clin Endocrinol Metab. 2007 ; **92**(Suppl.) : S1-47.
13) Briggs GG. Drugs in Pregnancy and Lactation 7th ed. Baltimore : Lippincott Williams and Wilkins ; 2005.

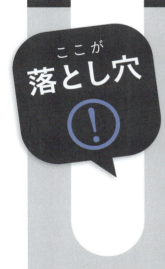

　産褥の易疲労性や不安感は，マタニティ・ブルーズや産褥うつ病，甲状腺疾患などを鑑別に挙げる必要がある．症状出現時期の確認，精神障害を疑った問診や血清ホルモン値を測定するのはもちろんだが，育児環境を整えることを見落としがちである．睡眠不足があるならば授乳を人工栄養に変更し，睡眠導入剤を用いるなどの対策をとる．夫や家族のサポート状況や保健師の介入について検討することも必要である．周囲からのストレスを極力避けるようにし，医療サイドと家族の協力によって褥婦の心身の負担を軽減してあげることが一番の治療となり，回復を早めることになる．

第 2 章　産前・産後の女性を支える

□症例　こんなときどうする？

　39 歳 1 経妊 1 経産。家族歴，既往歴に特記事項なし。妊娠 40 週 1 日に陣痛発来にて入院となった。微弱陣痛のためオキシトシンによる促進を行い，分娩に至った。胎盤娩出後に子宮収縮不良となり出血が増加し（総出血量 2,500 g），血圧 72/40 mmHg，脈拍 120 回/分と出血性ショックの状態であった。子宮収縮薬を使用したが出血のコントロールが不良であったため子宮動脈塞栓術を行い，輸血は RBC 10 単位，FFP 12 単位を投与した。産褥 4 日目より嘔気，倦怠感が出現していたが産後の疲労のせい，とされていた。産後 2 ヵ月で全身倦怠感，全身浮腫，だるさを主訴に内科を受診。分娩直後にショック状態となったことから下垂体ホルモン，甲状腺ホルモン，副腎皮質ホルモンを測定したところ，下垂体前葉機能低下，甲状腺機能低下および副腎機能不全が認められた。頭部 MRI で下垂体萎縮像があり，Sheehan 症候群と診断された。

症例のミカタ

- 精神症状が出現する時期や既往歴によってマタニティ・ブルーズ，産褥うつ病，既往の精神疾患の再燃増悪などを鑑別診断に挙げる。
- 精神症状の長期化や身体症状が顕在化する場合は，下垂体機能低下症（Sheehan 症候群）や出産後甲状腺炎（無痛性甲状腺炎）を疑う必要がある。
- Sheehan 症候群は分娩後数年経過してから診断に至ることが一般的であったが，近年，分娩後 1 週間前後での早期の診断例が報告されている。

第2章 産前・産後の女性を支える

3 食べ物が気になる妊婦・授乳中の女性のミカタ

兵庫県立西宮病院産婦人科／医長*／診療部長**
清水 亜麻・谷口友基子*・信永 敏克**

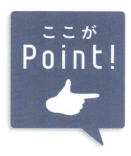

ここがPoint!

- ☑ 妊娠中の肉・魚介類摂取に関しては，基本的に加熱することを推奨する．生肉摂取によるトキソプラズマやリステリアの胎児感染は汚染食品の母体経口摂取によって成立し，胎児の中枢神経障害や子宮内胎児死亡を引き起こす．魚介類摂取は推奨されるが，含有水銀量に注意すべきである．

- ☑ アルコールは，摂取時期・量により胎児性アルコールスペクトラム障害を引き起こす．喫煙は胎児体重を減少させ，常位胎盤早期剥離などの妊娠合併症を引き起こす．また，乳幼児突然死症候群（SIDS）のリスク因子の1つであり，妊娠が成立する前から禁煙を指導する．

- ☑ 非妊時における「やせ体型」は早産のリスクを上昇させ，妊娠中の母体体重が十分な増加を得られない場合，児の将来の生活習慣病を増やす可能性がある（DOHaD説）．

1 はじめに

　妊娠中は，胎児奇形発症や産科合併症予防のため摂取が推奨されている葉酸やヨウ素を代表とする栄養素がある一方で，摂取により催奇形性や胎児感染が報告されている食品が存在します．現代は，食の欧米化や若年世代の飲酒・喫煙率の増加，ボディイメージの変遷により，期せずして母体・胎児が危険に曝される可

能性があります。

本稿では，特にリスクが報告されているものについて解説し，日常臨床の一助としたいと思います。

2 食生活に潜むリスク

■ 生肉・加工食品・乳製品摂取と母体・胎児感染

妊娠中の摂食による代表的な危険因子は，生肉摂取によるトキソプラズマ感染，加工食品や未加熱乳製品摂取によるリステリア感染です。

(1) トキソプラズマ感染

トキソプラズマはネコ科動物を最終宿主とし，ヒトを含む哺乳動物・鳥類などを中間宿主とする代表的な人畜共通寄生虫です。感染経路は経口感染であり，妊娠中の初感染により経胎盤的に胎児感染して先天性トキソプラズマ症が生じ，児は水頭症，脈絡膜炎による視力障害，脳内石灰化，精神・運動機能障害などを起こします。日本女性のトキソプラズマ抗体保有率は，妊婦全体の10.3％です[1]。妊娠中に初感染が生じる頻度は年齢や地域などで異なり，フランスで0.33％，日本では0.25％とされ，フランスでは減少傾向ですが日本では増加傾向にあります[1,2]。胎児感染率は妊娠初期より後期で初感染するほど高いですが，一方で重症例は妊娠初期の初感染に多くみられます[3]。実際は，胎盤において感染防御機構が働くため[4]，先天性トキソプラズマ症の発症率は感染率よりも低いとされます。

現時点ではトキソプラズマに対するスクリーニングの有用性は確立しておらず，胎児超音波にて異常所見を認めた症例や臨床症状（疲労感・発熱・頭痛・筋肉痛・ときに斑状丘疹・後頸部リンパ節腫大など）を有した場合に初感染を疑い精査を行います。胎児感染の診断は羊水PCR法により行われ，スピラマイシン（アセチルスピラマイシン）またはピリメタミン・スルファジアジンの母体投与，もしくは新生児への早期投与により垂直感染予防や重症化予防の報告がされています[5]。妊娠中は初感染予防が最も重要であり，**生肉は中心部まで加熱して食すること，生野菜・果物は皮を剝くか，よく洗ってから食べること，ネコとの接触時やガーデニングの際には手袋を着用すること**が推奨されます[6]。

(2) リステリア感染

リステリアはグラム陽性無芽胞桿菌の一種であり，ヒトへのリステリア感染の

原因の多くは汚染食品の経口摂取です。生ハムやスモークサーモンなどの加工食品や未殺菌乳，ナチュラルチーズといった加熱をせず製造された乳製品などが原因食品と報告されており，感染者は無症状もしくは有熱性の症状を示します。**リステリアは他の一般的な食中毒菌と同様に加熱により死滅**しますが，4℃以下の低温や12％食塩濃度下では増殖が可能です。本邦においてはリステリアの集団食中毒報告例はなく，食品由来によるリステリア症は年間100万人あたり0.1～10人と稀であるものの[7]，重症化すると致死率が高い疾患であることより注意勧告がなされています。妊婦は一般人の20倍の発症率を示すという報告もあり[8]，また母体の症状が軽度であったとしても胎児への影響は重篤であることがあります。リステリアは胎盤膿瘍を形成し，経胎盤的に胎児へと感染が及びます。妊娠初期では流産の原因となり，中期以降では早産・死産，新生児リステリア感染を起こします。児の死亡率は40～50％と高値が示されており[9]，特有の症状がないため積極的に疑うことが重要となります。アンピシリン・ゲンタマイシン併用にて母体を治療することにより，早産や子宮内死亡を防ぐことができる可能性があります[10]。

■ 魚介類摂取と水銀への曝露

魚は低脂肪で多価不飽和脂肪酸を含む良質な栄養源であり妊娠中・授乳中女性にとって重要な栄養源ですが，食物連鎖上位にある魚はメチル水銀やポリ塩化ビニルなどを体内に多く蓄積していると考えられます。メチル水銀は経胎盤的に胎児へも移行し，胎児の中枢神経系に対する影響が考えられます[11]。日本では，世界保健機関(WHO)より水銀の暫定耐容週間摂取量(provisional tolerable weekly intake；PTWI)が3.3 μg/kg/週から1.6 μg/kg/週に引き下げられたことを受け[12]，妊婦への魚介類の摂取と水銀に関する注意事項が見直されました(表1)。日本人における食品による平均水銀摂取量は食品安全委員会が公表した妊婦を対象とした耐容量の6割程度であるため，**1回の食事内での摂取量にこだわらず1週間単位での摂取量を考慮**すればよいでしょう。授乳に関しては，**母親が通常の食生活をしていれば母乳中のメチル水銀は十分低濃度**とされています。

第2章 産前・産後の女性を支える

表1 妊婦が注意すべき魚介類の種類とその摂取量（筋肉）の目安

摂取量（筋肉）の目安	魚介類
1回80gとして妊婦は2ヵ月に1回まで （1週間あたり10g程度）	バンドウイルカ
1回80gとして妊婦は2週間に1回まで （1週間あたり40g程度）	コビレゴンドウ
1回80gとして妊婦は週に1回まで （1週間あたり80g程度）	キンメダイ・メカジキ・クロマグロ・メバチ（メバチマグロ）・エッチュウバイガイ・ツチクジラ・マッコウクジラ
1回80gとして妊婦は週に2回まで （1週間あたり160g程度）	キダイ・マカジキ・ユメカサゴ・ヨシキリザメ・イシイルカ・クロムツ

（参考1）マグロのなかでも，キハダ・ビンナガ・メジマグロ・ツナ缶は通常の摂食で問題なし。
（参考2）魚介類の消費形態ごとの一般的な重量
　　　　寿司，刺身：1貫または1切れあたり15g程度
　　　　刺身：1人前あたり80g程度
　　　　切り身：1切れあたり80g程度
（参考3）週に1回と記載されている魚介類のうち，2種類または3種類を同じ週に食べる際は食べる量をそれぞれ2分の1または3分の1にするようにする。
　　　　週に1回と記載されている魚介類および週に2回と記載されている魚介類を同じ週に食べる際は，食べる量をそれぞれ2分の1とするようにする。

（文献11）より一部改変）

2 アルコール・タバコ・カフェインなど，嗜好品との正しい向き合い方

■ アルコール

　妊娠中のアルコール摂取によりエタノール，その代謝物であるアルデヒドが経胎盤的に胎児へ移行し胎児細胞の増殖や発達を障害するため[13]，催奇形性，発育遅延や中枢神経障害が報告されています。妊娠中の母体アルコール摂取によって子どもに現れる身体的問題・行動・学習上の問題を総称して「胎児性アルコールスペクトラム障害（fetal alcohol spectrum disorders；FASDs）」と呼び，禁酒によって防ぎうる先天異常の1つです[14]。本邦において，現在8.7％の妊婦が妊娠中の飲酒を報告しています[15]。現時点では，妊娠中の安全なアルコールの摂取量・摂取時期は不明ですが，表2に英国国立医療技術評価機構（NICE）と日本産婦人科医会より胎児への影響が少ないと報告されている飲酒量を示します。妊娠初期の飲酒に関しても早期の禁酒による効果が報告されており，また提示量以下

表2 妊婦の1日あたりのアルコール摂取量

機関名	1日あたり最大摂取量	飲料換算 ビール	ワイン	日本酒	蒸留酒
英国国立医療技術評価機構（NICE）	1〜2オンス	570 mL	125 mL	—	25 mL
日本産婦人科学会	15 mL	350 mL	グラス1杯	コップ1/2カップ	—

(文献16)より作成)

であれば過剰な心配を煽る必要はないと考えられますが，**妊娠中は原則禁酒**が推奨されます。

　授乳中の飲酒に関しては，アルコールは急速に母乳へ移行する薬物の1つですが，米国小児科学会では「アルコールによる悪影響はあるがアルコール摂取は母乳育児の禁忌にはならず，**アルコール摂取後2時間は授乳を避ける**ことや**母体がアルコールの影響を感じなくなるまで授乳を避ける**ことを推奨する」としています。母体血中アルコール濃度が300 mg/dLを超えると乳児において有意な副作用が認められますが，アルコールの許容範囲は1日あたり0.5 g/kg（母親の体重）以下とされており，体重50 kgの女性の場合であれば350 mLの缶ビールまたはグラスワイン1杯程度は許容範囲となります[16]。

■ タバコ

　喫煙は，周産期合併症発症・児の先天異常発症の危険因子です。喫煙により，異所性妊娠，前期破水，常位胎盤早期剥離，前置胎盤，流産，早産，死産，低出生体重児などの合併症の発症増加が報告されており[17]，妊娠初期の喫煙と口唇口蓋裂・内反足・腹壁破裂・先天性心奇形の増加に関連があると報告されています[18]。厚生労働省の平成25年「国民健康・栄養調査」によると本邦における女性の喫煙率は8.2％とされていますが，20〜40歳代女性の喫煙率は約12％と高い数字です。妊娠中の喫煙率は3.8％（平成25年）と報告され[15]減少傾向にあるものの，今後さらなる改善が望まれます。一方で，日本の成人男性の喫煙率は32.2％であり，妊娠中の受動喫煙のリスクは依然高いままです。妊娠中の受動喫煙は胎児・新生児の体重減少との関連が報告されていますが，妊婦自身の喫煙より受動喫煙のほうが影響は小さいと考えられています[19]。

授乳中の喫煙に関しては，母乳を介して，または受動喫煙により間接的にニコチンや他の化合物に児が曝露されることとなります。ニコチンは授乳婦の血漿濃度の1.5〜3倍に濃縮され母乳中に存在し，母乳・血漿中ともに半減期は60〜90分です。母親が喫煙をしている児の呼吸器疾患発症率は約2倍に増加しますが，その一方で喫煙母体のみに限定した場合，人工乳のみの児は母乳育児と比し児の呼吸疾患発症率が約7倍であったと報告されており[20]，米国小児科学会では母親が喫煙していても母乳栄養を推奨すべきとしています。妊娠中・出産後の母体喫煙や出産後の新生児受動喫煙は乳幼児突然死症候群（sudden infant death syndrome；SIDS）のリスク因子の1つであり，妊娠中の禁煙によりSIDSによる死亡の3分の1が予防できるとの報告があります[21]。**妊娠中，分娩後を通じ禁煙により避けうるリスクは多く，妊婦のみでなく家庭内の禁煙が望ましい**です。

■ カフェイン

カフェインはお茶やコーヒー，チョコレートなどに多く含まれており，覚醒作用・脳細動脈収縮作用・利尿作用が報告されています。健康に悪影響がないと推定される摂取量は設定されていませんが，妊娠中は母体のカフェイン代謝時間が遷延するため，非妊時と比しカフェインの影響を受けやすくなります。加えて，カフェイン代謝物質が胎盤を通過することが知られており，**妊婦のカフェイン摂取によって自然流産のリスク上昇や胎児の発育が阻害される可能性**が懸念されています[22]。諸外国や日本の食品安全管理機関の多くは，妊娠した女性に対して1日あたりのカフェイン摂取量を制限するよう求めており，代表的なものを表3に示します。

また，カフェインは母乳中にも移行し，乳児に易刺激性や不眠が生じることがあります。摂取後1〜2時間で母乳中濃度はピークとなり，体内でのカフェイン半減期は成人が4.9時間であるのに対し，新生児は97.5時間と長いです。半減期は成長とともに短くなりますが，新生児に授乳する時期は摂取量に注意が必要です。1日1〜2杯のコーヒー程度であれば，特に問題になることはありません[23]。

3 「やせ志向」と周産期リスク

本邦において，2013年では20歳代女性の21.5％が「やせ」（ここではBMI 18.5未満とする）と報告されており，1984年の12.4％と比しその割合が増加して

表3　妊婦の1日あたりの悪影響のないカフェイン最大摂取量

機関名	1日あたり最大摂取量	飲料換算			
		コーヒー	インスタントコーヒー	紅茶	煎茶
世界保健機関（WHO）		カップ3～4杯			
オーストリア保健・食品安全局（AGES）	300 mg/日	カップ4～6杯（150 mL/杯）	500 mL未満	500 mL未満	1,000 mL未満	1,500 mL未満
カナダ保健省（HC）	300 mg/日	マグカップ2杯（237 mL/杯）	500 mL未満	500 mL未満	1,000 mL未満	1,500 mL未満
英国食品安全庁（FSA）	200 mg/日	マグカップ2杯（237 mL/杯）	330 mL未満	350 mL未満	600 mL未満	1,000 mL未満

（文献16）より一部改変）

います．低出生体重児の割合が1985年は5.5％であったものの2013年では9.6％まで上昇を認めており[15]，児の体重は母体合併症・喫煙などの複合的な因子が関連しますが，母体体重の減少も1つの要因です．児の将来の生活習慣病発症は，胎生期を中心としたきわめて初期にその素因が形成されるという概念（Developmental Origins of Health and Disease（DOHaD）説）が提唱されており，**低出生体重児は将来の生活習慣病発症のリスクが上昇する可能性**があります．

　妊娠中の体重増加に関しては複数のガイドラインが存在し，「やせ・肥満」の診断基準を含め一定のコンセンサスを得るに至ってはいません．やせ体型の女性では，**早産ならびに低出生体重児分娩率の増加**が報告されており[24]，また妊娠中の体重増加と出生体重には正の相関があるため，適切な体重増加が推奨されます．妊孕期女性の栄養状態改善は上記のような低出生体重児のリスクを低減させると同時に，同時期の低栄養曝露を避けることにより次世代の健康が改善される可能性を有しています．

　現代は，周産期予後に影響を与える食品や環境に意図せず曝されてしまうリスクが高いですが，一度の摂取で過剰な反応を示さず，必要以上に不安を煽らない

第2章 産前・産後の女性を支える

ようにしましょう．一方で，生活習慣の変更や早期に母体治療をすることにより回避可能な疾患も存在するため，産婦人科医との連携が必要でしょう．

文献

1) Sakikawa M, et al. Clin Vaccine Immunol. 2012；**19**：365-7.
2) Villena I, et al. Euro Surveill. 2010；**15**.
3) 丸山有子．第26章 感染症．村田雄二 編．産科合併症．改訂2版．大阪：メディカ出版；2013．p.604-8.
4) 矢野明彦．小児診療．2004；**67**：461-8.
5) Montoya JG, et al. Clin Infect Dis. 2008；**47**：554-66.
6) 日本産婦人科学会／日本産婦人科医会 編．産婦人科診療ガイドライン―産科編2014．2014．p.298-302.
7) 厚生労働省．リステリアによる食中毒．
 http://www.mhlw.go.jp/stf/seisakunitsuite/bunya/0000055260.html，（閲覧：2015-12-04）
8) Southwick FS, et al. N Eng J Med. 1996；**334**：770-6.
9) Topalovski M, et al. Am J Obstet Gynecol. 1993；**169**：616-20.
10) Chan BT, et al. Emerg Infect Dis. 2013；**19**；839-41.
11) 厚生労働省．妊婦への魚介類の摂取と水銀に関する注意事項．
 http://www.mhlw.go.jp/topics/bukyoku/iyaku/syoku-anzen/suigin/，（閲覧：2015-12-04）
12) World Health Organization. Evaluation of Certain Food Additives and Contaminants. 2007.
 http://www.who.int/ipcs/publications/jecfa/reports/trs940.pdf, (accessed 2015-12-04)
13) 左合治彦．飲酒，喫煙と先天異常．
 http://www.jaog.or.jp/sep2012/JAPANESE/jigyo/SENTEN/kouhou/insyu.htm，
 （閲覧：2015-12-04）
14) Centers for Disease Control and Prevention. Facts about FASDs.
 http://www.cdc.gov/ncbddd/fasd/facts.html, (accessed 2015-12-04)
15) 厚生労働省．健康日本21（第二次）．
16) 竹内翔子．堀内成子，他 編．エビデンスをもとに答える妊産婦・授乳婦の疑問92．東京：南江堂；2015．p.196-7.
17) World Health Organization. WHO Recommendations for The Prevention and Management of Tobacco Use and Second-hand Smoke Exposure in Pregnancy. 2013.
18) Hackshaw A, et al. Hum Reprod Update. 2011；**17**：589-604.
19) US. Development of Health and Human Services (USDHHS). The Health Consequences of Involuntary Exposure to Tobacco Smoke：A report of the surgeon General. 2006.
20) Woodware A, et al. J Epidemiol Community Health. 1990；**44**：224-30.
21) Task Force on Sudden Infant Death Syndrome；Moon RY. Pediatrics. 2011；**128**：e1341-67.
22) Heckman MA, et al. J Food Sci. 2010；**75**：R77-87.
23) 望月昭彦．関 和男 編．お母さんに伝えたい 授乳とくすりガイドブック．東京：診断と治療社；2014．p.38-9.
24) Ehrenberg HM, et al. Am J Obstet Gynecol. 2003；**189**：1726-30.

知っておいてほしい！女性からよくある質問

Q1. 生ハムを食べてしまいましたが、トキソプラズマの検査を受けたほうがよいでしょうか？

　トキソプラズマ感染で問題となるのは、妊娠中にはじめて感染してしまうことです。日本人妊婦の抗体保有率は10.3％、実際の妊婦の初感染率は約0.25％と報告されています。実際に感染が成立する確率は妊娠週数によっても左右されますが、現在の日本の年間出生数は約100万人で、典型的な症状を有する先天性トキソプラズマ症の報告はそのなかで5〜10例となっています。現時点ではどれだけの量を摂取したら発症するかは不明です。一般的な感染精査に関しては、超音波で胎児異常を認めた方や有症状の母体に推奨されていますが、ご心配であれば今回初感染か否かの検査は可能です。

Q2. 妊娠しても太りたくないです。

　非妊娠時のBMIを基準に妊娠中の体重増加推奨基準があります。基準にもよりますが、普通体型（非妊娠時BMI 18.5〜25.0未満）では妊娠40週の時点で約3,000gの単胎児を出生するのに必要な体重増加は11kgとされています。妊娠中の体重増加不良は子宮内胎児発育不全や早産のリスクがある一方で、過剰な体重増加は妊娠高血圧症候群や妊娠糖尿病発症、巨大児のリスクとなります。早産となった場合、児は未熟性によるさまざまな合併症の可能性があり、子宮内胎児発育不全は周産期予後を悪化させる要因の1つです。また、胎生期の低栄養が将来の生活習慣病につながる可能性も報告されています。バランスのよい栄養摂取により、非妊娠時の体型に応じた体重増加が推奨されます。

第3章

こんな症状があったら……
女性特有の変化を疑うとき
―中高年女性の場合―

第3章 こんな症状があったら……女性特有の変化を疑うとき —中高年女性の場合—

1 からだとこころの変化に悩む中高年女性のミカタ

大阪大学大学院医学系研究科産科学婦人科学教室／講師*／教授**
笹野 智之・澤田健二郎*・木村　正**

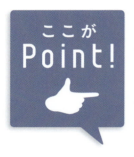

ここがPoint!

- 更年期障害とは，器質的変化に起因しない多彩な不定愁訴よりなる症候群である。
- 器質的疾患を除外し，潜伏している精神疾患の存在を見落とさない。
- のぼせ，ほてりなどの血管運動神経症状には，ホルモン補充療法（HRT）が著効する。

1 はじめに

　更年期とは，日本産科婦人科学会の定義によると「生殖期（性成熟期）と非生殖期（老年期）の間の移行期をいい，卵巣機能が減退し始め，消失するまでの時期」にあたるとされています。日本人女性の閉経年齢は50.5歳であることより，更年期とは通常その前後5年間，つまり45歳頃～55歳頃までを指します。その更年期において，女性は身体的機能の低下や美の喪失などの身体的変化に加え，家庭における母・妻の役割の変化，親の介護・死別などの環境的変化に伴い，さまざまな不定愁訴が出現してきます。多種多様な症状が出現するため，産婦人科にとどまらず内科，耳鼻科，整形外科などで初期対応を迫られます。

　本稿においては，産婦人科の視点から更年期障害の症状や診断，鑑別疾患について解説します。

2 閉経について

■ 閉経の定義

女性が性成熟期の終わりに達し，卵巣の活動性が次第に低下して最終的に月経が永久に停止することを「閉経」といいます[1]。ただし，月経が停止した時点で閉経を診断することは困難であるため，**12ヵ月以上無月経となってはじめてその診断が可能**になります[2]。日本人女性の閉経年齢の中央値は50.5歳です[3]。

■ 閉経の診断

閉経の診断は，更年期女性において**12ヵ月以上の無月経が続いた場合**に確定できますが，**子宮摘出後の女性では**「卵胞刺激ホルモン（FSH）値 40 mIU/mL 以上かつエストラジオール（E_2）値が 20 pg/mL 以下」をもって閉経と判定します[4]。

3 更年期障害について

■ 更年期障害の定義

日本産科婦人科学会は更年期障害の定義について，「**閉経の前後5年間を更年期といい，この期間に現れる多種多様な症状の中で，器質的変化に起因しない症状を更年期症状と呼び，これらの症状の中で日常生活に支障をきたす病態を更年期障害とする**」と定義しています[1]。

更年期障害とは，**卵巣機能の低下に起因したエストロゲン濃度の減少に加え，社会的・環境的要因が複雑に絡み合って**，のぼせ，ほてり，発汗，心悸亢進，めまいなどを中心とした血管運動神経症状や情緒不安，イライラ，抑うつ気分，不安感，不眠などを中心とした精神神経症状などの**さまざまな不定愁訴が出現する症候群**です（図1）[4)-7)]。

■ 更年期障害の診断

(1)更年期指数

更年期障害の定義として「器質的変化に起因しない症状」と明記されていることからも，診断に関しては**器質的変化（疾患）の除外が前提**になります。そのため，明確な診断基準はありません。

更年期障害の不定愁訴は多様性で変化しやすく，症状の程度を定量的に評価す

第3章 こんな症状があったら……
女性特有の変化を疑うとき ―中高年女性の場合―

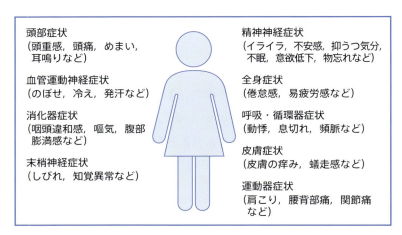

図1 更年期に認められる不定愁訴 (文献7)より引用・改変)

ることは困難ですが，患者の訴えを頻度や重症度の点で数値化し，客観性をもたせようとするさまざまな更年期指数が考案され，臨床で用いられています。

　更年期障害の評価には，米国人女性にみられた一般的な11種類の症状について評価した「Kupperman更年期指数」が世界的に広く用いられていましたが，点数化などにいくつかの問題点があり，現在欧米では使用されていません[8]。症状の発現頻度には，人種間の差があることが知られています。平成7年に厚生省班研究として行われた3,000余人の日本人のアンケート調査では肩こり，易疲労感，頭痛，のぼせ，腰痛，発汗の順に多く，**特に肩こりに関してはほぼ半数の症例で自覚され，日本の更年期女性に特徴的な症状**です。一方，欧米で多いとされるホットフラッシュ(ほてり)は2割程度であり，「イライラする」，「気分が沈む」といった精神症状の頻度は比較的少数でした[4)9]。

　以上より，日本産科婦人科学会では日本人女性の更年期にみられる症状をカバーしていると考えられる評価法を推奨しています(表1)[10]。また，その他の日本人向けの簡単なスケールとして，簡略更年期指数(simplified menopausal index；SMI)が用いられています(表2)[11]。気を付けたいことは，症状の有無を拾い上げるための評価法として更年期指数を使うことは推奨されますが，スコア化した指数を扱う場合にはその限界を十分に理解し，点数の変化に意味があるのかどうかを検討しながら利用する必要があることです[12]。

(2)鑑別診断

　更年期症状は多種多彩であり，これらの症状が器質的疾患によって引き起こさ

表1 日本人女性の更年期症状評価表

症　状	症状の程度		
	強	弱	無
1. 顔や上半身がほてる（熱くなる）			
2. 汗をかきやすい			
3. 夜なかなか寝付かれない			
4. 夜眠っても目をさましやすい			
5. 興奮しやすく，イライラすることが多い			
6. いつも不安感がある			
7. ささいなことが気になる			
8. くよくよし，ゆううつなことが多い			
9. 無気力で，疲れやすい			
10. 目が疲れる			
11. ものごとが覚えにくかったり，物忘れが多い			
12. めまいがある			
13. 胸がどきどきする			
14. 胸がしめつけられる			
15. 頭が重かったり，頭痛がよくする			
16. 肩や首がこる			
17. 背中や腰が痛む			
18. 手足の節々（関節）の痛みがある			
19. 腰や手足が冷える			
20. 手足（指）がしびれる			
21. 最近音に敏感である			

スコア化評価ではない

（日本産科婦人科学会生殖・内分泌委員会．日産婦会誌．2001；53：883-8．より引用）

れる場合があることを常に念頭に置かなければなりません．すなわち，器質的疾患の除外診断が重要になります．表3に示すように，鑑別疾患には甲状腺機能異常，貧血，肝機能障害などが挙げられ[2]，また年齢を考慮して悪性疾患にも注意が必要です．診断のためには，**一般内科的なスクリーニング検査（血算，肝機能・腎機能などの血液生化学検査）は必要であり**，症状に合わせてその他の検査

第3章 こんな症状があったら……
女性特有の変化を疑うとき ―中高年女性の場合―

表2 簡略更年期指数（SMI）

症　状	強	中	弱	無
顔がほてる	10	6	3	0
汗をかきやすい	10	6	3	0
腰や手足が冷えやすい	14	9	5	0
息切れ，動悸がする	12	8	4	0
寝つきが悪い，または眠りが浅い	14	9	5	0
怒りやすく，すぐイライラする	12	8	4	0
くよくよしたり，憂鬱になることがある	7	5	3	0
頭痛，めまい，吐き気がよくある	7	5	3	0
疲れやすい	7	4	2	0
肩こり，腰痛，手足の痛みがある	7	5	3	0
	合計		点	

25点以下：「異常なし」，50点を超える：「外来受診を推奨」，66点以上：「治療を要する」
（文献11）より引用・改変）

表3 更年期障害の除外診断として考慮すべき主な疾患・病態

症　状	鑑別疾患
症状全般	うつ病，甲状腺機能異常（低下・亢進）
倦怠感・意欲低下	肝機能異常，腎機能異常，貧血，耐糖能異常
動悸	貧血，不整脈
めまい	メニエール病，貧血
指のこわばり	関節リウマチなどの膠原病
頭痛・頭重感	機能性頭痛（片頭痛など），脳腫瘍，薬剤誘発性頭痛
肩こり	頸椎疾患，肩関節周囲炎
腰痛	腰椎疾患，骨粗鬆症，変形性膝関節症
ほてり	カルシウム拮抗薬による副作用，高血圧症

（文献2）より引用・改変）

も適宜行います[4)7)]。更年期障害と自己診断した患者は，たとえ確立した月経周期があったとしても「更年期障害」の診断以外の可能性に納得しないことがあります。このような患者に客観的なデータを示し納得してもらうために，卵巣機能検査を行う場合もあります[13)]。

症状が強い場合や更年期障害に対する治療が奏効しない場合には，特に他疾患が潜んでいないか，常に振り返ることが大事です。器質的疾患以外で頻度が高いものとしては，うつ病，不安障害や身体表現性障害などの精神疾患が挙げられます[2)14)]。ここでは，頻度の高い甲状腺機能異常と精神疾患（うつ病）に関して，焦点を当てて解説します。

● 甲状腺機能異常

　更年期女性には，甲状腺疾患の発症が多くみられます。甲状腺機能が低下すれば抑うつや無気力を生じ，亢進すればイライラが起こることから，その除外は必要です[15)]。甲状腺機能低下症の場合，発汗減少，傾眠傾向，便秘，浮腫などの症状があり，亢進症の場合は動悸，体重減少，発汗，息切れ，下痢などの症状があります。このような症状を認めた場合，**更年期障害と決めつけずに視触診による甲状腺腫大の有無のチェックと甲状腺機能検査（血中 Free T4，TSH）のスクリーニング検査を行い**[10)]，異常を認めた場合は内分泌内科にコンサルトします。

● 精神疾患（うつ病）

A．更年期に発症するうつ病

　更年期は，いわば「変化と喪失の時期」であり，これに伴うライフイベントが多いため心理的ストレスを受ける機会が多く，心理的要因がうつ病の発症に関与することも多くあります[16)]。更年期に不定愁訴で来院する女性のうち，最終診断の4分の1はうつ病であったという報告があります[17)]。そのなかには，希死念慮をもつ患者が約5％に存在しており自殺などといった不幸な転帰をとる場合もあるため，**専門科で早急な治療が必要なうつ病が潜んでいる**ことを認識しなければいけません[11)]。うつ病の発症は，過半数がいわゆる「仮面うつ病」の形をとり，主訴としては肩こり，のぼせ，ほてり，全身倦怠感などの身体症状が多くみられます。臨床症状のみでうつ病としての確実な診断は困難であり，しばしば更年期障害として治療されています。このように，産婦人科や内科などがその最初の窓口となる可能性は高く，実際，精神科がうつ病患者の初診科である頻度は10％以下であるという報告もあります[18)]。そのため，治療を要するうつ病を含めた精神疾患は初診科がぜひとも拾いあげたいところです。

B．更年期に発症するうつ病の症状

　更年期に起こるうつ病の症状の特徴は一般的なうつ病と同じで，**抑うつ気分，**

第3章 こんな症状があったら……
女性特有の変化を疑うとき ―中高年女性の場合―

不安，焦燥など気分障害が症状の中心となります。感情面では，「落ち込んだ」，「ふさぎ込んだ」，「気分が晴れない」精神状態が2週間以上続きます[16]。思考面では，判断力や注意力が低下し考えを進めることができず，また表情は乏しく，小声で，会話が減少します。主婦では，判断力が低下したため「献立が決められない」と訴えることがあり，考え方も悲観的で自責的になります[16]。行動面では，意欲低下，興味喪失，能率低下，動作緩慢，行動量減少が起こり，たとえば「趣味をしない」，「外出しない」，「家事や仕事ができない」などがあります[16]。表4に，この時期に起こるうつ病の典型的な症状を示します[17]。更年期障害の患者が，「ときどき気分が落ち込む」と言っても長くは続かず，またうつ病を疑うその他の症状がなければ，うつ病とはせずに更年期障害のうつ症状とみてよいでしょう[16)19]。

C．更年期に発症するうつ病の検査法

更年期女性で抑うつ症状が認められうつ病を疑う場合，簡便である**自己評価式抑うつ性尺度(Self-rating Depression Scale；SDS)**（表5）[20]や**東邦大学方式うつ病自己評価尺度(Self-Rating Questionnaire for Depression；SRQ-D)**[21]，厚生労働省のホームページから簡単に入手できる**簡易抑うつ症状尺度(Quick In-**

表4　女性更年期うつ病の特徴的および典型的状況

精神行動 ・献立が決まらないため，買い物に出かけられない ・家事ができないことで自分を責め，家人からも責められる
身体行動 ・家族よりも早く起床できなくなる ・午前中にいつもしていた掃除や洗濯ができない ・人に会いたくないので外出を控えるようになる
特異的事項 ・料理の味付けができなくなる ・化粧がいいかげんになり，服装がちぐはぐな感じになる
思考方向 ・家事の切り盛りには「べき思考」で臨むため，家事は自分の専業事であると責任を感じている ・家事ができなくなると，罪業感をいだき，自らを卑下する ・家人からの叱責と家事不履行の指摘に罪業妄想をいだいて頑張り続ける
受療行動 ・更年期障害と自己診断し，慢性化，重症化するまで受診しない ・受診しても「更年期障害」の診断のもとホルモン補充療法，あるいは抗不安薬のみで長期治療されている

（文献17）より引用）

ventory of Depressive Symptomatology；QIDS-J)[22)23)]，不安も同時に評価可能である **HAD 尺度**(Hospital Anxiety and Depression Scale；HADS)[24)]などの自己式心理テストによってスクリーニングします。

　しかし，自己式では正確な判定がなされにくいことや精神疾患の鑑別の重要性から，より詳細なチェックが求められる場合は**精神疾患簡易構造化面接法**(Mini-International Neuropsychiatric Interview；M. I. N. I)[25)]が有用です[13)]。M. I. N. I は，うつ病の主な2症状である抑うつ気分，および興味または喜びの喪失の有無

表5　自己評価式抑うつ性尺度（SDS）

項目	ないかたまに	ときどき	しばしば	いつも
1. 気が沈んで憂うつだ	1	2	3	4
2. 朝方は一番気分がよい	4	3	2	1
3. 泣いたり，泣きたくなる	1	2	3	4
4. 夜よく眠れない	1	2	3	4
5. 食欲はふつうだ	4	3	2	1
6. まだ性欲がある（異性に対して関心がある）	4	3	2	1
7. やせてきたことに気がつく	1	2	3	4
8. 便秘している	1	2	3	4
9. 普段よりも動悸がする	1	2	3	4
10. 何となく疲れる	1	2	3	4
11. 気持ちはいつもさっぱりしている	4	3	2	1
12. いつもとかわりなく仕事をやれる	4	3	2	1
13. 落ち着かず，じっとしていられない	1	2	3	4
14. 将来に希望がある	4	3	2	1
15. いつもよりいらいらする	1	2	3	4
16. たやすく決断できる	4	3	2	1
17. 役に立つ，働ける人間だと思う	4	3	2	1
18. 生活はかなり充実している	4	3	2	1
19. 自分が死んだ方が，ほかのものは楽に暮らせると思う	1	2	3	4
20. 日頃していることに満足している	4	3	2	1
	合計			点

40点未満：「抑うつ性乏しい」，40点台：「軽度抑うつ性あり」，50点以上：「中等度抑うつ性あり」
一般臨床において SDS 50点以上になると，うつ傾向があると判断する。　　　　　　　　（文献20）より引用）

本尺度を利用される場合は，株式会社　三京房(http://www.sankyobo.co.jp/)までお問い合わせください。

第3章 こんな症状があったら……
女性特有の変化を疑うとき ―中高年女性の場合―

についての質問を中心に，DSM-IV（米国精神医学会の精神疾患のための診断と統計マニュアル第4版）を簡便化したスクリーニング法です[4]。約15分と従来のものより短時間で，簡単な訓練を受けた非専門家にも実施できます[13]。これらの心理テストで中等度以上の精神疾患が疑われたら，精神科や心療内科にコンサルトします。

■ 更年期障害の治療

器質的疾患を除外し，また明らかな精神疾患を除外して更年期障害と診断したら，症状の強さ，患者の希望に応じて治療を考慮します。

まず，患者の多彩な症状を①血管運動神経症状，②精神神経症状，③運動器症状，および④その他の症状に分類し，**主たる症状が何かを明らかにします。**

血管運動神経症状とはのぼせ，ほてり，発汗，動悸，めまいを主とする症状で，これらを伴う場合にはホルモン補充療法（hormone replacement therapy；HRT）が著効するため，禁忌でなければ，まずHRTを考慮します（詳細は，第3章；クローズアップを参照）。また，萎縮性腟炎や性交障害などに対してもHRTが有効です。

不安症状，抑うつ症状などの精神神経症状が中心の場合には選択的セロトニン再取り込み阻害薬（selective serotonin reuptake inhibitor；SSRI），セロトニン・ノルアドレナリン再取り込み阻害薬（serotonin noradrenaline reuptake inhibitor；SNRI）などの抗うつ薬や抗不安薬などの投与が第一選択療法となります。**ホルモン変動に依存している抑うつ気分あるいは軽度うつ状態で，閉経移行期または周閉経期を中心に発症している場合は，**HRTが効果を示すこともあります。**中等度までの精神神経症状で閉経後時間が経過してから発症し，ホルモンの減少に誘導された可能性の少ない場合は**抗うつ薬を選択します[26]。薬物療法だけでなく，心理的・身体的休息を勧め，環境調整も含めたカウンセリングを行うことが大事です[15]。一方，最初からスクリーニング検査によりうつ病を疑う場合には，精神科や心療内科などの専門医の診断治療に委ねることを基本とします。受診を躊躇する女性もいるため，**同時に初診科の予約もとり，しっかりとフォローします**[15]。

肩こり，腰痛など運動器症状を主訴とする症例では，仮面うつ病や他の身体症状の存在を除外したうえで対症療法を行います。その他，患者の訴えに応じて漢方療法，心理療法，食事・運動療法を考慮します。

文献

1) 日本産科婦人科学会 編. 産科婦人科用語集・用語解説集 改訂第3版. 2013.
2) 高松 潔, 他. 治療. 2013;**95**:1890-6.
3) 望月眞人, 他. 日産婦会誌. 1995;**47**:449-51.
4) 日本女性医学学会 編. 女性医学ガイドブック更年期医療編. 2014年度版. 東京:金原出版;2014.
5) 若槻明彦. 日産婦会誌. 2009;**61**:N-238-42.
6) 牧田和也. クリニックマガジン. 2009;**36**:14-6.
7) 堂地 勉. 産婦治療. 2008;**96**:981-6.
8) Kupperman HS, et al. J Clin Endocrinol Metab. 1953;**13**:688-703.
9) 廣井正彦. 日産婦会誌. 1997;**49**:433-9.
10) 日本産科婦人科学会生殖・内分泌委員会. 日産婦会誌. 2001;**53**:883-8.
11) 小山嵩夫, 他. 産婦漢方研のあゆみ. 1992;**9**:30-4.
12) 高松 潔. 日産婦会誌. 2004;**56**:N-651-9.
13) 高松 潔, 他. 産婦治療. 2008;**96**:987-94.
14) 高松 潔. クリニックマガジン. 2015;**42**:9-13.
15) 塩田敦子. 産と婦. 2014;**81**:1105-11.
16) 宮岡佳子. 産と婦. 2014;**81**:1112-5.
17) 後山尚久. 産婦治療. 2010;**101**:385-92.
18) Lépine JP, et al. Int Clin Psychopharmacol. 1997;**12**:19-29.
19) 宮岡佳子. アンチ・エイジ医. 2010;**6**:823-6.
20) 福田一彦, 他. 日本版SDS自己評価式抑うつ性尺度使用手引き. 京都:三京房;1983. http://www.sankyobo.co.jp/asds.html, (閲覧:2016-07-09).
21) 阿部達夫, 他. 精神身体医学. 1972;**12**:243-7.
22) 藤澤大介, 他. ストレス科. 2010;**25**:43-52. (厚生労働省ホームページ http://www.mhlw.go.jp/kokoro/speciality/manual1.html, (閲覧:2016-07-09)).
23) Rush AJ, et al. Biol Psychiatry. 2003;**54**:573-83.
24) Zigmond AS, et al. Acta Psychiatr Scand. 1983;**67**:361-70.
25) Sheehan DV, et al (大坪天平, 他 訳). M.I.N.I.—精神疾患簡易構造化面接法. 東京:星和書店;2000.
26) 田坂慶一, 他. 日産婦医会研修ニュース. 2013;**17**:1-16.

ここが落とし穴

更年期にうつ病を発症した患者が更年期障害と自己診断している症例や,受診しても「更年期障害」の診断のもとHRTまたは抗不安薬のみで長期治療されている症例がある。このような場合,しばしばうつ病が重症化・慢性化するまで精神科受診に至らないことがあり,初診科における適切な診断やその後の慎重な経過観察が重要である。

第3章 こんな症状があったら……女性特有の変化を疑うとき —中高年女性の場合—

□症例 こんなときどうする？

47歳，2経産，女性
[現病歴] 6ヵ月前から顔のほてりや突然の発汗が出現してきた。さらに，1ヵ月前から易疲労感や夜間覚醒が増悪し気分も落ち込みがちになってきたため，近医内科を受診した。
[月経歴] 2年前から月経が不順になり，ここ8ヵ月ほど月経発来がない。
[既往歴] 胆石の手術歴あり(42歳)
[職　業] 会社員

症例の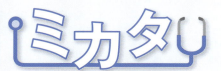

病歴から，典型的な更年期障害と考える。更年期症状評価表(表1，表2)などを用いて評価する。

同時に，器質的疾患(特に甲状腺機能障害)を除外しておくことが大事である。

うつ病などが合併し治療に抵抗性がある症例も少なくないため，精神疾患のスクリーニングも行い，適切に精神科や心療内科に紹介する。

精神神経症状に関しては，子供の受験・独立，夫の定年や親の介護・死去，職場における人間関係などの社会的・環境的要因に加え，真面目で几帳面で完璧主義の人がもつような心理的・性格的要因も関与してくる場合がある。ゆえに，そのような患者背景を引き出すような問診を心がけることで，症状の改善に結びつく糸口を見出せることもある。

症例 こんなときどうする？

51歳，1経産，女性
[現病歴] 2ヵ月前から全身倦怠感，肩こり，頭痛，イライラ，不眠が出現してきたため，近医内科を受診した。
[既往歴] 子宮筋腫で子宮摘出歴あり（39歳）
[職　業] 主婦

症例のミカタ

まず，患者に卵巣摘出の有無を確認する。本症では，良性腫瘍である子宮筋腫に対しての手術であるため，基本的には卵巣は摘出されていないと考えられる。手術時の年齢を考慮しても，外科的閉経（サージカルメノポーズ）の可能性は低いと考えられる。子宮が摘出されている場合は月経発来が消失するため，閉経の診断は困難となる。子宮摘出を行っている女性では，血液検査によりFSH値とE_2値を確認することで閉経と判定してもよい。

頭痛のなかには脳腫瘍などが潜んでいることもあるため，治療抵抗性を示すときには再度器質的疾患が背景にないかを疑う。

第3章 こんな症状があったら……女性特有の変化を疑うとき ―中高年女性の場合―

2 高血圧・脂質異常に悩む中高年女性のミカタ

大阪大学大学院医学系研究科産科学婦人科学教室／講師*
中村 幸司・澤田健二郎*

ここがPoint!

☑ 女性では，閉経に伴い50歳代以降で高血圧症および脂質異常症の頻度が急速に増加する。

☑ 閉経後女性の高血圧，脂質異常症では，まず生活習慣の改善を促し，次いで危険因子を勘案し薬物療法を考慮する。

☑ 閉経後早期で更年期症状を有する脂質異常症に対しては，ホルモン補充療法（HRT）も考慮する。

1 はじめに

　女性では，50歳代以降で高血圧症や脂質異常症といった動脈硬化性疾患の頻度が急激に増加します。厚生労働省が毎年行っている「国民健康・栄養調査」では，女性の高血圧症，脂質異常症の頻度はともに40歳代までは男性に比し非常に低いものの，高血圧症は50歳代以降で急増し男性の頻度に近づきます[1]（図1）。また，脂質異常症も50歳代で倍増し，以後は男性の頻度を上回っています[2]（図2）。これらの動脈硬化性疾患は虚血性心疾患や脳卒中などの心血管系疾患（CVD）のリスク因子であることが知られており[3)-5)]，健康寿命をいかに伸ばすかという視点，また医療経済の面からも早期の予防，治療が重要です。**中高年女性の動脈硬化性疾患には閉経に伴うエストロゲン分泌の低下が密接に関与しており，予防，治療には性差を考慮した対応が求められる**ため，2010年には『循環

高血圧・脂質異常に悩む
中高年女性のミカタ

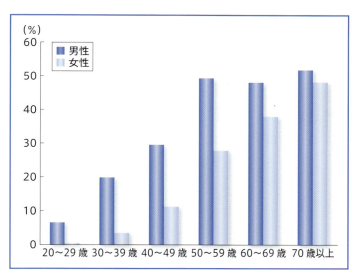

図1　高血圧症の頻度　　　　　　　　　　　　　　　　　（筆者作成）

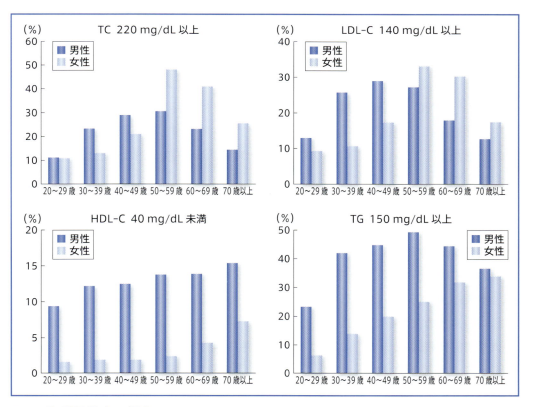

図2　脂質異常症の頻度
　　　TC：総コレステロール，LDL-C：低比重リポ蛋白コレステロール，HDL-C：高比重リポ蛋白コレス
　　　テロール，TG：トリグリセリド　　　　　　　　　　　　　　　　　　　　　（筆者作成）

第3章 こんな症状があったら……女性特有の変化を疑うとき —中高年女性の場合—

器領域における性差医療に関するガイドライン』[6]，2013年には『女性の動脈硬化性疾患発症予防のための管理指針 2013年度版』[7]が相次いで刊行され，女性特有の高血圧症リスク因子である妊娠高血圧症候群（妊娠中毒症）の病歴聴取の重要性や，ホルモン補充療法（hormone replacement therapy；HRT）の適応についても記載されています。

本稿では，まずエストロゲンが血圧，脂質代謝に与える影響について概説し，さらに中高年女性の高血圧症，脂質異常症における診断・治療方針についても言及します。

2 高血圧症

■ エストロゲンが血圧に与える影響

エストロゲンは腎臓，血管系，交感神経系などにさまざまな機序で作用し，血圧を調節しています。たとえば，エストロゲンはアンジオテンシンタイプⅠ受容体やアンジオテンシン変換酵素（angiotensin-converting enzyme；ACE）の活性を負に制御することで，レニン・アンジオテンシン系の不適切な活性を抑制します[8)9)]。また，エストロゲンは血管収縮作用をもつエンドセリンの制御[10)11)]，抗酸化作用[12)]，NO合成の促進[13)]を通じて血管拡張に作用し，さらにエストロゲンは交感神経系に抑制的に作用するとの報告[14)]もあります。閉経によりエストロゲンの分泌が低下すると，これらの血圧下降作用が減弱するため血圧上昇をきたすと考えられています。

■ 高血圧症の診断・治療

『高血圧治療ガイドライン 2014』[15)]をもとに，閉経後女性の高血圧症の診断・治療の流れを図3に示します。診察室血圧・家庭血圧を測定し，病歴，身体所見，検査所見からCVDリスクを検討します。妊娠高血圧症候群やその加重型の場合，将来的なCVDのリスクとなることが報告されているためこれらの病歴について問診で聴取します[16)]。本邦では，女性の高血圧診療時には母子手帳を参考にすることが推奨されています[17)]。高血圧症の診断が確定すれば，『高血圧治療ガイドライン 2014』[15)]に基づき血圧値とリスク因子によってCVDリスクを層別化し，それぞれのリスクに応じて治療方針を決定します。まず，生活習慣の改善を指導し，目標に達しなければ降圧薬治療の適応となりますが，高リスク群では

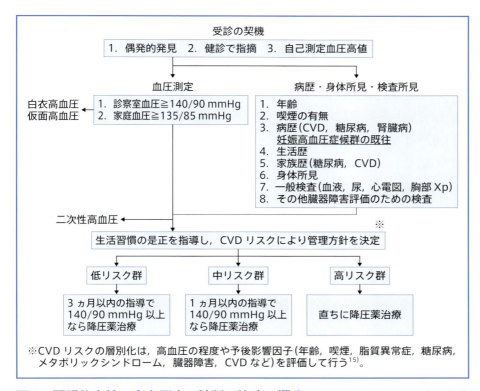

図3　閉経後女性の高血圧症の診断・治療の概略　　　　　　　　　（筆者作成）

直ちに降圧薬治療を開始します。

　降圧薬の効果における性差については，次のような報告があります。オーストラリアにおける高齢者高血圧に対するACE阻害薬と利尿薬の前向き比較試験であるANBP2試験（Second Australian National Blood Pressure Study）では，男性ではACE阻害薬のほうがCVD発症予防効果が大きかったのですが，女性では両薬剤に差はありませんでした[18]。また，米国における降圧薬の大規模臨床試験ALLHAT（Antihypertensive and Lipid-Lowering Treatment to Prevent Heart Attack Trial）では，ACE阻害薬と利尿薬による脳卒中予防効果において男性では両薬剤に差はありませんでしたが，女性では利尿薬のほうが大きな脳卒中予防効果を示しました[19]。閉経後女性では水分貯留が起こりやすくなり，体液量依存性の高血圧に近いかたちになっていることが推測されており[20]，このことから閉経後女性の降圧治療には利尿薬がより効果的と考えられます。しかし，現時点で**更年期女性にどのような降圧薬が適しているのかエビデンスが十分とはいえず，各種ガイドラインにおいても明示されていません。**また，HRTに関して

第3章 こんな症状があったら……
女性特有の変化を疑うとき ―中高年女性の場合―

は血圧に影響しないことが HRT の女性の健康への影響を調査した大規模臨床試験である WHI(Women's Health Initiative)[21] や PEPI Trial(Postmenopausal Estrogen/Progestin Interventions Trial)[22] で証明されています。しかしながら，WHI では被験者全体においてはエストロゲン製剤・黄体ホルモン製剤併用の HRT は CVD を有意に増加させる結果(冠動脈疾患：ハザード比 1.29(95％信頼区間 1.02～1.63，脳卒中：ハザード比 1.41(95％信頼区間 1.07～1.85))となりました[21](WHI については，3.「脂質異常症」の項も参照されたい)。また，海外での大規模前向きコホート研究において，高血圧患者における HRT は脳卒中のリスクを増加させるといった報告[23]もあります。HRT の薬剤によっては高血圧症患者に対し血圧値の改善効果を認める報告[24]もあるものの，**高血圧症の一次予防および二次予防目的に HRT を用いることは推奨されません**。また，閉経後早期の高血圧症で更年期症状の緩和目的に HRT を行う場合は，リスクとベネフィットを考慮し慎重な HRT の薬剤選択を行う必要があります[25]。

3 脂質異常症

■ エストロゲン分泌低下による脂質代謝の変化

閉経前女性は閉経後女性に比し脂質異常症の頻度は低く CVD の発症リスクも少ないものの，閉経に伴いエストロゲン分泌が低下すると血中低比重リポ蛋白コレステロール(LDL-C)が高値を示します[26]。血中 LDL-C 濃度上昇の原因としては，エストロゲン濃度の低下に伴う肝 LDL-C 受容体の減少による LDL-C の血中への停滞[27]や，超低比重リポ蛋白(VLDL)から LDL への代謝促進酵素であるリポ蛋白リパーゼ活性の亢進[28]が報告されています。また，トリグリセリド(TG)も低エストロゲン状態で高値を示しますが[26]，高 TG 血症はより動脈硬化を促進させる small dense LDL 増加との関連が示されています[29]。このように，閉経に伴うエストロゲン分泌の低下はさまざまな機序によって脂質異常症の原因となります。

■ 脂質異常症の診断・治療

『女性の動脈硬化性疾患発症予防のための管理指針 2013 年度版』[7]をもとに，閉経後女性の脂質異常症の診断・治療の流れを図4に示します。CVD の既往，家族歴，喫煙の有無，更年期症状の有無などを問診し，脂質代謝と合わせて糖代

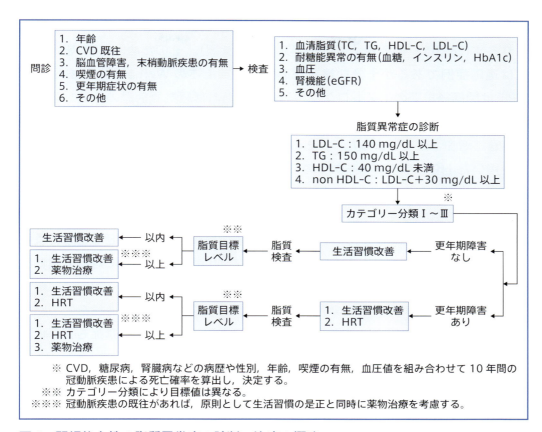

図4 閉経後女性の脂質異常症の診断・治療の概略
eGFR：推算糸球体濾過量

(筆者作成)

謝，腎機能の検査，血圧測定なども同時に行います。これらの結果を，『動脈硬化性疾患予防ガイドライン2012年版』[30]の「冠動脈疾患絶対リスク評価チャート」に当てはめて個々の症例の冠動脈疾患による死亡リスクをカテゴリーⅠ～Ⅲに分類し，それぞれの脂質管理目標値を設定します。まずは，生活習慣の改善を6ヵ月程度行い，目標値に達しなければHMG-CoA還元酵素阻害薬やフィブラート系薬の使用を考慮します。これらの薬剤は，本邦もしくは海外の臨床試験で女性に対しての介入のメリットが示唆されています[31)32)]。HRTはLDL-Cの低下，高比重リポ蛋白コレステロール(HDL-C)の増加といった脂質代謝改善効果がある[22)]ため，**閉経後早期で更年期症状を有する脂質異常症に対しては，生活習慣の改善と並行してHRTを3～6ヵ月施行してもよいでしょう**。ただし，HRTを行う際には禁忌・慎重投与例でないことの確認や，投与前の婦人科検査，乳房

第3章 こんな症状があったら…… 女性特有の変化を疑うとき ─中高年女性の場合─

検査が必須であり，また投与経路，投与量によってその効果，副作用は大きく異なります（詳細は，第3章；クローズアップを参照）。そのため，**HRT を行う際には適応症例であるか十分な検討が必要です**。上述の WHI 試験[21]において，HRT は閉経後早期のエストロゲン単独投与であれば冠動脈疾患の発症リスクは上昇させないものの，60 歳以上を含む被験者全体では冠動脈疾患の発症リスクを有意に増加させていました[33]。その一方で，閉経後早期に経皮エストロゲン製剤を用いた HRT のデンマークでの前向き比較試験では，投与後 16 年間の観察期間において HRT 群で CVD イベントの発生が有意に抑制されました[34]。これら臨床試験の結果の相違は，エストロゲンは動脈硬化病変の形成には抑制的に働きますが，いったん病変が形成されるとむしろ動脈硬化を促進させることによると考えられています。したがって，**少なくとも 60 歳以上の女性に対して脂質異常症の改善目的に HRT を開始するべきではありません**。なお，一般的に閉経前では閉経後に比し脂質異常症の頻度は低く，閉経前で高 LDL-C 血症を認めた場合は原発性脂質異常症や自己免疫性疾患などによる二次性脂質異常症も視野に入れ，精査を考慮します。

文献

1) 厚生労働省．平成 23 年国民健康・栄養調査報告．厚生労働省健康局がん対策・健康増進課，2013．
2) 厚生労働省．平成 24 年国民健康・栄養調査報告．厚生労働省健康局がん対策・健康増進課，2014．
3) Fujiyoshi A, et al. Hypertens Res. 2012；**35**：947-53.
4) Boysen G, et al. Stroke. 1988；**19**：1345-53.
5) Imamura T, et al. Stroke. 2009；**40**：382-8.
6) 循環器病の診断と治療に関するガイドライン（2008-2009 年度合同研究班報告）．循環器領域における性差医療に関するガイドライン．Circ J. 2010；**74**(Suppl. II)：1085-160.
7) 日本女性医学学会．女性の動脈硬化性疾患発症予防のための管理指針 2013 年度版．東京：ライフ・サイエンス；2013．
8) Nickenig G, et al. Circulation. 1998；**97**：2197-201.
9) Brosnihan KB, et al. Am J Physiol. 1997；**273**：R1908-15.
10) Ylikorkala O, et al. J Clin Endocrinol Metab. 1995；**80**：3384-7.
11) David FL, et al. Hypertention. 2001；**38**：692-6.
12) Iñarrea P, et al. Free Radic Biol Med. 2011；**50**：1575-81.
13) Xiao S, et al. Hypertention. 2001；**37**：645-50.
14) Du XJ, et al. Cardiovasc Res. 1995；**30**：161-5.
15) 日本高血圧学会．高血圧治療ガイドライン 2014．東京：ライフサイエンス出版；2014．
16) Wikström AK, et al. BJOG. 2005；**112**：1486-91.
17) 飯野香理，他．日妊娠高血圧会誌．2012；**20**：62-4.
18) Wing LM, et al；Second Australian National Blood Pressure Study Group. N Engl J Med. 2003；**348**：583-92.

19) ALLHAT Officers and Coordinators for the ALLHAT Collaborative Research Group. JAMA. 2002；**288**：2981-97.
20) Tominaga T, et al. J Hum Hypertens. 1991；**5**：495-500.
21) Rossouw JE, et al；Writing Group for the Women's Health Initiative Investigators. JAMA. 2002；**288**：321-33.
22) The Writing Group for the PEPI Trial. JAMA. 1995；**273**：199-208.
23) Lokkegaard E, et al. Arch Neurol. 2003；**60**：1379-84.
24) Preston RA. Climacteric. 2007；**10**(Suppl. 1)：32-41.
25) Collins P, et al. Eur Heart J. 2007；**28**：2028-40.
26) Ikenoue N, et al. Obstet Gynecol. 1999；**93**：566-70.
27) Arca M, et al. JAMA. 1994；**271**：453-9.
28) Wakatsuki A, et al. Obstet Gynecol. 1995；**85**：523-8.
29) Wakatsuki A, et al. Atherosclerosis. 2004；**177**：329-36.
30) 日本動脈硬化学会．動脈硬化性疾患予防ガイドライン 2012 年版．東京：杏林舎；2012.
31) Nakamura H, et al. Lancet. 2006；**368**：1155-63.
32) Keech A, et al；FIELD study investigators. Lancet. 2005；**366**：1849-61.
33) Hsia J, et al；Women's Health Initiative Investigators. Arch Intern Med. 2006；**166**：357-65.
34) Schierbeck LL, et al. BMJ. 2012；**345**：e6409.

　更年期障害，骨粗鬆症など閉経後女性特有の疾患にも注意を払い，また閉経後に増加する他の CVD リスク因子である糖尿病，メタボリックシンドローム，慢性腎疾患の有無についても見逃さないことが大切である．治療においては，閉経後早期であり更年期症状を有する脂質異常症に対しては HRT も有効な選択肢である．ただし，HRT を高血圧症，脂質異常症の一次予防および二次予防目的に用いるべきではない．

第3章 こんな症状があったら……
女性特有の変化を疑うとき —中高年女性の場合—

□症例 こんなときどうする？

55歳，女性。職場の健診で脂質異常症を指摘され受診。CVD既往なし。2回経妊2回経産。問診および母子手帳によると，第一子妊娠時に妊娠高血圧症候群を指摘されている。50歳で閉経，婦人科手術歴なし。冠動脈疾患の家族歴なし。喫煙歴なし。閉経後，上半身のほてり，寝つきの悪さの自覚がある。身体所見：157 cm，59 kg，BMI 24，腹囲 79 cm，血圧 132/80 mmHg。血液検査所見：TC 240 mg/dL，LDL-C 172 mg/dL，HDL-C 42 mg/dL，TG 130 mg/dL。糖尿病，腎機能異常，末梢動脈疾患は指摘されておらず，骨密度は正常範囲内。

症例のミカタ

- 閉経後女性の脂質異常症であり，「冠動脈疾患絶対リスク評価チャート」および「LDL-C管理目標設定のためのフローチャート」[30)]に基づいて管理方針を決定する。

- 本症例では他のCVDリスク因子がなくカテゴリーⅠ（低リスク群）であり，LDL-C＜160 mg/dLを目標に生活習慣の改善*を促す。

- ほてり，不眠といった更年期症状を認め，HRTの併用が考慮される。

- 血圧は正常高値であり，また妊娠高血圧症候群の既往からも将来的な高血圧症のリスクが高いことを説明し，適切な生活習慣の指導・教育*を行う。

＊：食習慣の改善（朝食をきちんと摂る，薄い味付けを心掛ける，早食いしない，腹八分目を意識する，など）
運動（階段を使う，ウォーキング，水泳，ラジオ体操，など）

第3章 こんな症状があったら……女性特有の変化を疑うとき —中高年女性の場合—

3 中高年女性の「ホネ」のミカタ

岐阜大学医学部附属病院産科婦人科　**杉山三知代**
岐阜大学大学院医学系研究科産科婦人科学教授　**森重健一郎**

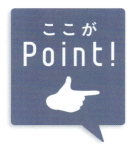

ここがPoint!

- ☑ 思春期から性成熟期，更年期，老年期に至る女性の各ライフステージに応じた骨粗鬆症の予防的対応を。
- ☑ 骨粗鬆症の病態に影響を及ぼすその他の患者背景を考慮せよ。
- ☑ ホルモン補充療法（HRT）には，最も適した時期がある。

1 はじめに

　骨粗鬆症は，骨折の危険性が高まっている状態にもかかわらず自覚症状がほとんどなく，骨折してはじめて明らかとなることが多い疾患です。しかし，一度骨折するとQOLは著しく損なわれ，寝たきりとなりその後の死亡率が上昇するため，早期の診断と治療の介入が必要です。

2 成因

　骨粗鬆症は骨密度低下と骨質の劣化により骨強度が低下した疾患であり，骨強度は骨密度が70％，骨質が30％関係しているとされます。
　骨組織は破骨細胞による吸収，骨芽細胞による形成を常に繰り返しており，骨量はこのバランスにより決定されますが，エストロゲンは破骨細胞の分化，増殖ならびに骨吸収活性を抑制することが知られており，この抑制が外れることで骨

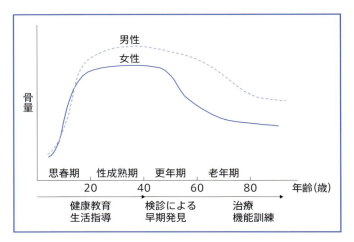

図1　各ライフステージにおける骨粗鬆症の予防対策
(筆者作成)

吸収が亢進します。思春期から性成熟期にかけて増加した骨量は20歳前後でほぼ最大に達し，最大骨量を維持した後，女性の場合は閉経によるエストロゲン減少のため急速に低下します（図1）。この**閉経後の骨量減少は10年間で20～25％**になるといわれています[1]。

一方，骨質は骨の素材としての質である材質特性とその素材をもとに作り上げられた構造特性により説明され，微細構造，骨代謝回転，微小骨折や石灰化などが含まれます。

エストロゲン減少だけではなく，加齢そのものや生活習慣病の罹患による酸化ストレスの増大などさまざまな要因が，骨密度ならびに骨質にも悪影響を及ぼします。

3　予防対策

閉経，加齢はすべての女性に起こることであり，避けることはできません。しかし，思春期・性成熟期において，適正な食習慣や生活習慣を身につけることが高い骨量を獲得・維持することにつながり，更年期以降の骨量低下を防ぐことになります。最大骨量を10％増やせば，骨粗鬆症になる年齢を13年遅らせることができるという報告もあります[2]。

どの年齢層においても大切なのは，除去可能な骨粗鬆症の危険因子を早期に把

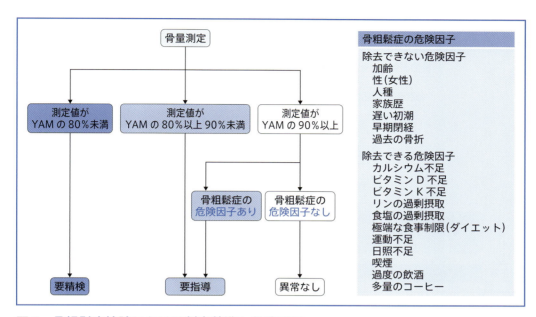

図2　骨粗鬆症検診における判定基準と危険因子
YAM：若年成人平均値
（骨粗鬆症の予防と治療ガイドライン作成委員会 編．骨粗鬆症の予防と治療ガイドライン 2015 年版より引用）

握し対応することであり，それが骨粗鬆症の一次予防となります。二次予防としては骨粗鬆症検診を通して骨量減少を早期に発見し，適切な指導や治療的介入を行うことです（図2）[3]。

4 診　断

『骨粗鬆症の予防と治療ガイドライン 2015 年版』[3]に記載されている診断手順に従って，まず続発性骨粗鬆症や低骨量をきたす他の疾患を除外します（図3）[3]。低骨量を呈する疾患は，図4[3]に示します。

　先に示したように，最大骨量を獲得しそれを維持するためには思春期の正常な卵巣機能の発達と性成熟期の卵巣機能の維持が必要ですが，それらの障害があれば閉経後に顕在化するはずの骨量低下が早期に起こります。特に，**卵巣機能不全**に関与した原因（表1）を認めた場合，早めに産婦人科医に相談することをお勧めします。神経性食欲不振症・体重減少性無月経・運動性無月経の場合，長期にわたる低エストロゲン状態が骨密度を減少させますが，低栄養も骨粗鬆症のリスクになります[4)5)]。一般に，運動負荷は骨の形成維持に有効ですが，アスリートな

第3章 こんな症状があったら……
女性特有の変化を疑うとき —中高年女性の場合—

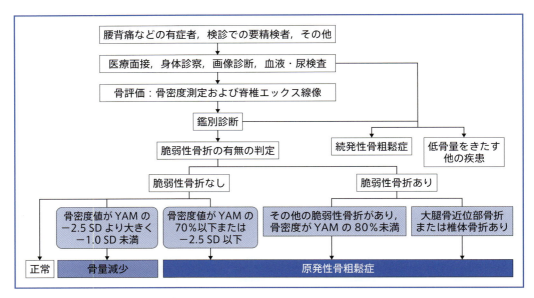

図3　原発性骨粗鬆症の診断手順
（骨粗鬆症の予防と治療ガイドライン作成委員会 編．骨粗鬆症の予防と治療ガイドライン2015年版より引用）

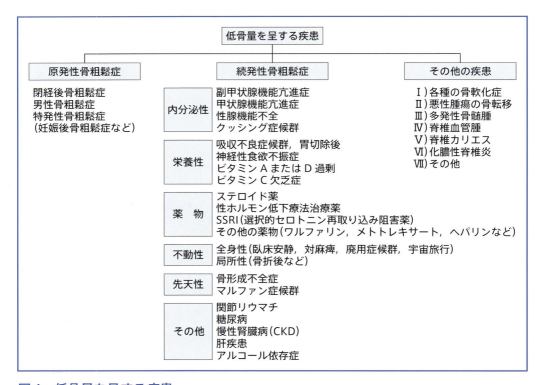

図4　低骨量を呈する疾患
（骨粗鬆症の予防と治療ガイドライン作成委員会 編．骨粗鬆症の予防と治療ガイドライン2015年版より引用）

表1 卵巣機能不全の原因

①視床下部性	神経性食欲不振症 体重減少性無月経 運動性無月経
②下垂体性	下垂体機能低下症 下垂体腫瘍
③卵巣性	早発閉経 両側卵巣摘出
④染色体異常	Turner症候群
⑤治療関連	性ホルモン低下療法 放射線療法 抗がん剤治療

(筆者作成)

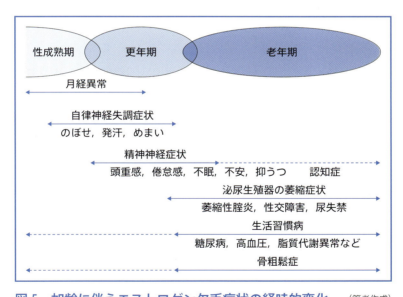

図5 加齢に伴うエストロゲン欠乏症状の経時的変化　(筆者作成)

どの過度の運動，ウエイト・コントロールは運動性無月経をきたすことがあり，骨量が低下することが知られています[6]。

　図5に，加齢に伴うエストロゲン欠乏症状の経時的変化を示します。骨粗鬆症をエストロゲンが欠乏していく最終局面と捉え，そこに至るまで段階的に発生する症状に意識を向けることが求められます。明らかな月経異常や更年期障害の場

合には，産婦人科を受診するでしょう。しかし，生活習慣病やめまいなどの自律神経失調症状，頭痛・不眠などの精神神経症状により他の診療科を受診することもあります。このような患者を診た場合，**卵巣機能不全も疑い，初経の時期，月経異常の有無，婦人科疾患の治療歴やホルモン剤服用の有無などについて，詳しく問診する**ことが重要です。

5 治　療

『骨粗鬆症の予防と治療ガイドライン 2015年版』に掲載されている骨粗鬆症治療薬の有効性の評価一覧を表 2[3]に示します。

　ホルモン補充療法(hormone replacement therapy；HRT)は欠乏したエストロゲンを補い，亢進した骨吸収を正常化させます。理論的には閉経後骨粗鬆症の治療に最適で，更年期障害を合併する症例において第一選択とされます。しかし，**乳がんや血栓症のリスクが指摘されているため，その使用時には注意が必要**です(「ここが落とし穴」参照)。

　選択的エストロゲン受容体作動薬(selective estrogen receptor modulator；SERM)はエストロゲン受容体に結合し，組織特異的に薬理効果を示す化合物です。骨に対してはエストロゲン様作用を発揮しますが，乳房や子宮に対してはエストロゲン様作用を発揮しません。そのため女性ホルモン薬の欠点をカバーし，更年期障害の症状がないか比較的若い軽度の骨量低下の症例に適しています。

　現在，最も多く使用されているのはビスホスホネート製剤です。有意な骨量増加効果ならびに骨代謝回転の抑制効果が認められており，骨折の抑制効果も証明されています。しかし，副作用として顎骨壊死の発症や大腿骨骨幹部骨折の報告があり，歯科治療時や使用が長期になる場合には注意が必要です。

　ビタミンDはカルシウム吸収を促進し，二次性の副甲状腺機能亢進を抑制することでカルシウム代謝を改善します。2011年に認可されたエルデカルシトール(エディロール®)は従来の活性型ビタミンD_3製剤にはなかった強力な骨量増加作用が示されており，副作用も軽度であることから全年齢を通じて使用しやすい薬剤です。

　その他，副甲状腺ホルモン薬，抗RANKL抗体など有効性の高い薬剤が次々と開発されていますが，骨粗鬆症診療は長期になるため，投薬も年齢を考慮しながら変更していくことになります。

表2　骨粗鬆症治療薬の有効性の評価一覧

分類	薬物名	骨密度	椎体骨折	非椎体骨折	大腿骨近位部骨折
カルシウム薬	L-アスパラギン酸カルシウム	B	B	B	C
	リン酸水素カルシウム				
女性ホルモン薬	エストリオール	C	C	C	C
	結合型エストロゲン[#1]	A	A	A	A
	エストラジオール	A	B	B	C
活性型ビタミンD_3薬	アルファカルシドール	B	B	B	C
	カルシトリオール	B	B	B	C
	エルデカルシトール	A	A	B	C
ビタミンK_2薬	メナテトレノン	B	B	B	C
ビスホスホネート薬	エチドロン酸	A	B	C	C
	アレンドロン酸	A	A	A	A
	リセドロン酸	A	A	A	A
	ミノドロン酸	A	A	C	C
	イバンドロン酸	A	A	B	C
SERM	ラロキシフェン	A	A	B	C
	バゼドキシフェン	A	A	B	C
カルシトニン薬[#2]	エルカトニン	B	B	C	C
	サケカルシトニン	B	B	C	C
副甲状腺ホルモン薬	テリパラチド（遺伝子組換え）	A	A	A	C
	テリパラチド酢酸塩	A	A	C	C
抗RANKL抗体薬	デノスマブ	A	A	A	A
その他	イプリフラボン	C	C	C	C
	ナンドロロン	C	C	C	C

#1：骨粗鬆症は保険適用外，#2：疼痛に関して鎮痛作用を有し，疼痛を改善する（A）

薬物に関する「有効性の評価（A，B，C）」

骨密度上昇効果
　A：上昇効果がある
　B：上昇するとの報告がある
　C：上昇するとの報告はない

骨折発生抑制効果（椎体，非椎体，大腿骨近位部それぞれについて）
　A：抑制する
　B：抑制するとの報告がある
　C：抑制するとの報告はない

（骨粗鬆症の予防と治療ガイドライン作成委員会 編．骨粗鬆症の予防と治療ガイドライン2015年版より引用）

文献

1) Okano H, et al. J Bone Miner Res. 1998 ; **32** : 303-9.
2) Hermandez CJ, et al. Osteoporos Int. 2003 ; **14** : 843-7.
3) 骨粗鬆症の予防と治療ガイドライン作成委員会 編．骨粗鬆症の予防と治療ガイドライン 2015 年版．東京：ライフサイエンス出版；2015.
4) Bruni V, et al. Ann N Y Acad Sci. 1997 ; **816** : 250-62.
5) Grinspoon S, et al. J Clin Endocrinol Metab. 1999 ; **84** : 2049-55.
6) Warren MP, et al. Fertil Steril. 2003 ; **80** : 398-404.

ここが落とし穴！

HRT は，2002 年の Women's Health Initiative(WHI) Study で乳がん，冠動脈疾患，脳卒中，静脈血栓症のリスクが高まるとされ，閉経後骨粗鬆症の治療薬として第一選択薬ではなくなった．しかし，その後の研究で 5 年未満の使用であれば乳がんのリスクの増加はないこと，また冠動脈疾患，脳卒中のリスクは閉経後 10 年未満の女性では有意ではないことなどが明らかとなった．HRT の施行は，閉経前か閉経後早期の開始が推奨されており，閉経後 10 年以上経過した場合などは他の薬剤を選択する可能性が高くなる．

これらのリスクは，ホルモン製剤の種類，投与量，投与方法，投与経路，投与開始時期，投与期間などを考慮することにより軽減できることも明らかとなってきており，より安全で効果的な HRT が可能となることが期待される．

症例 こんなときどうする？

44歳，女性
[主　訴] 頭痛
[既往歴] 5年前より高血圧・脂質異常症のため受診中
[家族歴] 母　大腿骨頸部骨折
[現病歴] 1ヵ月前より誘因もない頭痛を自覚。血圧は140/85 mmHgであり，通常よりは高めであった。頭部CT，MRIを撮影するも異常はなく，一般血液検査でも異常は認めなかった。昨年の骨密度検査で，少し低めであるが骨粗鬆症ではないといわれた。

症例の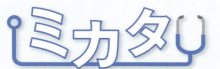

- 5年前から高血圧・脂質異常症があるということは，卵巣機能低下の可能性がある。現在の月経の状態を確認する必要がある。
- 閉経には早いと思われる年齢であっても，初経年齢，子宮内膜症や子宮筋腫の治療歴などを詳細に問診し，卵巣機能不全の既往の有無などを確認することも肝要である。また，卵胞刺激ホルモン（FSH）・エストラジオール（E_2）などのホルモン検査も参考となる。
- 大腿骨近位部骨折の家族歴は骨粗鬆症のリスク要因であり，原発性骨粗鬆症の薬物開始基準上でも重要である。
- 骨密度検査の結果はYAMの70〜80％の間であることが予想されるため，早期に確認，精査する必要がある。

第3章 こんな症状があったら……女性特有の変化を疑うとき ―中高年女性の場合―

4 頻尿・尿失禁に悩む中高年女性のミカタ

大阪市立大学大学院医学研究科女性病態医学講師／教授* **福田 武史・角 俊幸***
大阪市立大学大学院医学研究科女性生涯医学教授 **古山 将康**

ここがPoint!

- ☑ 頻尿・尿失禁を含む排尿障害は症状症候群であり，正式には下部尿路症状（LUTS）といわれる。
- ☑ LUTSは蓄尿症状，排尿症状，排尿後症状の3つに大別され，頻尿・尿失禁は蓄尿症状に分類される。
- ☑ 頻尿・尿失禁の病態を分類し，それぞれに応じた行動療法，薬物療法，手術療法を選択することが必要である。
- ☑ 頻尿の背景に下腹部腫瘍が隠れていることがある（第4章-2参照）。

1 はじめに

　近年，わが国における高齢化社会の進行は著しく，そのため排尿障害や骨盤臓器脱といった，いわゆる女性骨盤底医学（Female UrologyやUrogynecologyとも称される）の領域の疾患は増加傾向にあります。女性の排尿障害の病因として，経腟分娩・加齢・高度な肥満などによる骨盤臓器支持組織の破綻や骨盤底筋群の脆弱化が考えられています。加齢に関しては，更年期以降のエストロゲンの低下が骨盤臓器支持組織の脆弱化を引き起こす原因の1つと考えられています[1]。

2 排尿機能と下部尿路症状（LUTS）

　膀胱機能は，膀胱に尿を溜める蓄尿機能と尿を排出する排尿機能を交互に繰り返す機能で，正常な排尿では通常 1 回の尿量として 350 mL 程度を 10〜30 秒程度で尿道から排出します。排尿時には，尿流は途中で止まることなく，また切れよく排尿を終了できなければなりません。尿意を感じてもその後 1 時間程度は排尿を我慢することができ，また尿意はなくても排尿は可能です[2]。

　排尿障害とは症状症候群であり正式には下部尿路症状（lower urinary tract symptoms；LUTS）といわれ，蓄尿症状，排尿症状，排尿後症状の 3 つに大別されます。蓄尿期の異常として頻尿，尿意切迫感，尿失禁，過活動膀胱（overactive bladder；OAB）がみられ，排尿時の異常として尿勢低下や排尿遅延などがあり，その原因は重症の膀胱瘤，子宮や直腸に対する骨盤内手術，糖尿病，二分脊椎，外傷などによる神経因性膀胱などがあります。排尿後症状としては，残尿感があります[1]。排尿サイクルは蓄尿期，排尿期が繰り返されほとんどの時間は蓄尿期となり，本稿のテーマである頻尿・尿失禁は蓄尿期に出現する蓄尿症状です。

　尿失禁とは，「尿の無意識あるいは不随意な漏れが衛生的または社会的に問題となったもの」と定義されます[3]。尿失禁は数種類に分類されますが，その大部分は**腹圧性尿失禁と切迫性尿失禁，およびその混合型（混合性尿失禁）**です。腹圧性尿失禁とは，せき・くしゃみ・体動などにより腹圧が急激に上昇し，その結果，膀胱内圧が尿道抵抗を上回り不随意に生じる尿の漏れをいいます。また，切迫性尿失禁は OAB の一形態と考えられ，尿失禁を伴わない OAB が「OAB dry」と呼ばれるのに対して，尿失禁を伴う OAB を「OAB wet」と呼びます。OAB とは，2002 年に国際禁制学会（International Continence Society；ICS）による「下部尿路機能の用語の標準化」により提唱されたもので，「尿意切迫感を必須とした症状症候群であり，通常は頻尿と夜間頻尿を伴うものである。切迫性尿失禁は必須ではない」と定義されています。尿意切迫感とは，急に起こる抑えられないような強い尿意で我慢することが困難な愁訴であり，ただ単に**強い尿意があるが我慢できるものとは異なる**ことがポイントです。

第3章 こんな症状があったら……
女性特有の変化を疑うとき ─中高年女性の場合─

3 診 断

　2013年に，日本排尿機能学会から国際的なエビデンスを十分に検討して議論を重ね作成された『女性下部尿路症状診療ガイドライン』が刊行されました[4]。LUTSの診断にあたっては，初期診療のアルゴリズムを参照にします（図1）[4]。まず，基礎疾患の問診，排尿日誌（排尿時刻，尿量，残尿感，尿意切迫感，尿漏れの有無と失禁量）を記録させて排尿状態を把握し（基本評価）[5)6)]，また膀胱炎や膀胱腫瘍を除外するために尿沈渣，尿細胞診も行います。**尿失禁の病態を分類するには詳細な問診が必要**ですが，これは問診票などを使うと簡便に行うことが可能です。参考までに，わが国でしばしば用いられている問診票を図2に示します[7]。この問診票は，腹圧性尿失禁スコア（stress score）と切迫性尿失禁スコア（urge score）で構成されており，この問診票より得られたスコアをプロットし，領域 a，b，c は腹圧性尿失禁，領域 g，i，j は切迫性尿失禁，領域 e，f，h は混

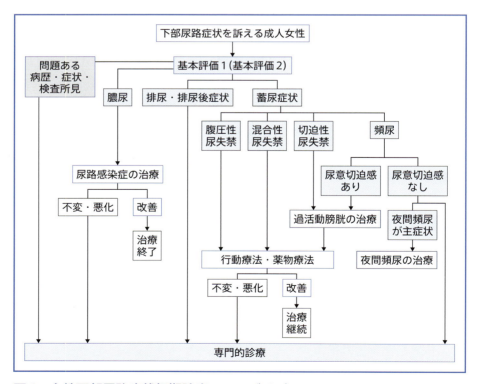

図1　女性下部尿路症状初期診療のアルゴリズム
（日本排尿機能学会女性下部尿路症状診療ガイドライン作成委員会 編．女性下部尿路症状診療ガイドライン．リッチヒルメディカル，2013より引用．©日本排尿機能学会）

	stress score	urge score
1. あなたは尿が漏れることが,どのくらいありますか? ①稀に ②時たま ③毎日,1日何回も ④持続的	1 1	1 1
2. どのようなときに尿が漏れましたか? ①せきやくしゃみをした時 ②座っていたり,横になっている時	1	1
3. 尿を漏らしたときの量はどうでしたか? ①数滴〜少量と少なかった ②比較的多かった	1	1
4. 毎日どのくらいの間隔でトイレに行きますか? ① 3〜6時間ごとに ② 1〜2時間ごとに	3	2
5. 夜寝てからもトイレに行きますか? ①一度も行かないか,一度だけ行く ② 2回以上またはひんぱんに何度も行く	3	3
6. 夜寝ているときに尿を漏らしたことがありますか? ①ない ②よくある	1	1
7. 尿意を感じたとき,がまんできますか? ①がまんできる ②すぐに(10〜15分で)トイレに行かないと漏れてしまう ③がまんできずに漏れてしまう	3 2	3
8. トイレに行く途中で尿を漏らしてしまったことがありますか? ①全くないか,または稀にしかない ②ほとんどいつも漏れる	3	3
9. 突然強い尿意を感じて,そのため我慢できずに尿を漏らしたことがありますか? ①ない ②時たま,またはよくある	3	3

	stress score	urge score
10. 出している尿を途中で止めたり出したりできますか? ①できる ②できない	1	2
11. 排尿した後,残尿感(尿がまだ残っているような感じ)は全くないですか? ①はい ②いいえ	1	1
12. トイレに行きたいぐらいの尿意が頻回にありますか? ①全くない ②ある ③非常にある	3	3 2
13. 出産経験はありますか? ①はい ②いいえ		1
14. あなたにとって尿が漏れることはどうですか? ①時たま悩ませるだけか,あまり気にならない ②非常に困っている	1	1
15. あなたの体重はどれくらいですか? ① 65 Kgより軽い ② 65 Kg以上	1	

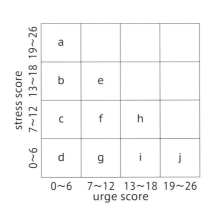

腹圧性尿失禁:a, b, c 切迫性尿失禁:g, i, j
混合性尿失禁:e, f, h

図2 尿失禁に関するスコア化された問診票 (文献7)より引用)

第3章 こんな症状があったら……
女性特有の変化を疑うとき —中高年女性の場合—

合性尿失禁と診断されます[6]。さらに，この問診票は重症度判定にも有用であることが報告されており[5]，腹圧性尿失禁ではstress scoreが10～17で軽症，18～23で中等症，24～26で重症と判定でき，切迫性尿失禁ではurge scoreが12～18で軽症，19～22で中等症と判定できます。OABは，2002年のICSで尿流動態検査を診断根拠としないことが決定され，内科医や産婦人科医でも診断，治療が行えるようになりました。特殊な検査を必要とせずに，過活動膀胱症状質

以下の症状がどれくらいの頻度でありましたか。この1週間のあなたの状態に最も近いものを，ひとつだけ選んで，点数の数字を○で囲んでください。

質問	症状	点数	頻度
1	朝起きた時から寝るまでに，何回くらい尿をしましたか	0	7回以下
		1	8～14回
		2	15回以上
2	夜寝てから朝起きるまでに，何回くらい尿をするために起きましたか	0	0回
		1	1回
		2	2回
		3	3回以上
3	急に尿がしたくなり，我慢が難しいことがありましたか	0	なし
		1	週に1回より少ない
		2	週に1回以上
		3	1日1回くらい
		4	1日2～4回
		5	1日5回以上
4	急に尿がしたくなり，我慢できずに尿をもらすことがありましたか	0	なし
		1	週に1回より少ない
		2	週に1回以上
		3	1日1回くらい
		4	1日2～4回
		5	1日5回以上
合計点数			点

過活動膀胱の診断基準　尿意切迫感スコア（質問3）が2点以上かつOABSS合計スコアが3点以上

過活動膀胱の重症度判定　OABSS合計スコア
　　　　　　　　　　　　軽症　：5点以下
　　　　　　　　　　　　中等症：6～11点
　　　　　　　　　　　　重症　：12点以上

図3　過活動膀胱症状質問票（OABSS）

（日本排尿機能学会過活動膀胱診療ガイドライン作成委員会 編．過活動膀胱診療ガイドライン［第2版］．リッチヒルメディカル，2015より引用．©日本排尿機能学会）

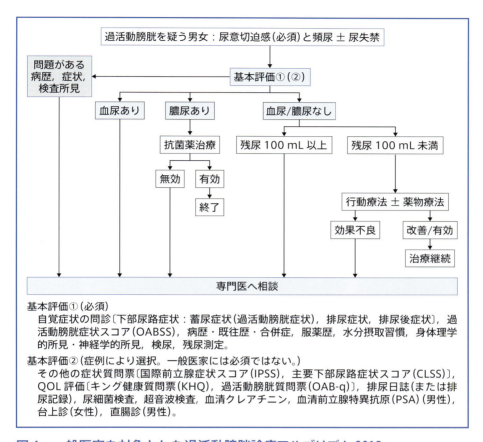

図4　一般医家を対象とした過活動膀胱診療アルゴリズム2015
（日本排尿機能学会過活動膀胱診療ガイドライン作成委員会 編．過活動膀胱診療ガイドライン［第2版］．リッチヒルメディカル，2015より引用．©日本排尿機能学会）

問票（overactive bladder symptom score；OABSS）を用いて診断と重症度判定が行えます（図3）[8]。また，OABの診療アルゴリズムを図4[8]に示します。

4　治　療

　一般的に，尿失禁というと腹圧性尿失禁や切迫性尿失禁などの恒常性尿失禁を考えやすいですが，プライマリーケアで大切なことは**一過性尿失禁を恒常性尿失禁から鑑別する**ことです。表1に示したような原因で一過性尿失禁が起こることがあるので[9]，まずはそれらを検索し，存在した場合は原疾患の治療や薬剤投与の検討が必要です[10]。

第3章 こんな症状があったら……
女性特有の変化を疑うとき ─中高年女性の場合─

表1 一過性尿失禁の鑑別（DIAPPERS）

D	Delirium	精神錯乱状態
I	Infection	下部尿路感染症
A	Atrophic	萎縮性腟炎／尿道炎
P	Pharmaceuticals	常用薬剤（向精神病薬，利尿薬）
P	Psychiatric	精神神経疾患
E	Excess output	過剰尿排出
R	Restricted mobility	行動（活動）の制限
S	Stool impaction	宿便，便秘

（文献9）より引用）

　尿失禁の治療としては，①行動療法，②薬物療法，③手術療法の3つが挙げられます。行動療法としては**骨盤底筋訓練が有効**で，骨盤底筋群は疲労しにくく持続的に収縮する遅筋と，疲労しやすいが急な腹圧の上昇に反射的に収縮する速筋の2種類に分類されます。骨盤底筋訓練には両者の強化が必要であり，骨盤底筋（尿道，腟，肛門の周囲の筋肉）をできるだけ長く（5～10秒）引き上げるように収縮と弛緩を5～20回繰り返すことで遅筋が鍛えられ，その動作を早く（0.5～1秒）5～20回繰り返すことで速筋が鍛えられます。これを1日2～3セット程度毎日継続して行うことにより，3ヵ月程度で効果が出ます。腹圧性尿失禁の薬物療法としてはα交感神経刺激薬，$β_2$交感神経刺激薬が尿道を収縮させることで効果が期待でき，唯一クレンブテロール（スピロペント®）が本邦の保険診療で使用可能です。腹圧性尿失禁に対する薬物療法のエビデンスは22のRCTを分析した結果，効果は限定的であり，かつ高血圧，中枢神経興奮などの副作用が認められています[10]。腹圧性尿失禁の大部分は尿道過可動による解剖学的尿失禁であるため薬物療法は推奨グレードCであり，骨盤底筋訓練で効果がみられない場合はポリプロピレンメッシュテープによる中部尿道スリング手術が有効であるため，手術療法が可能な専門医に紹介するのがよいでしょう。尿失禁，頻尿を訴える患者は高齢で循環器障害や呼吸器障害などを合併することが多いですが，QOL向上のためには観血的治療に切り替えるタイミングを適切に判断することが重要です。
　OABの治療は薬物療法が根幹となり，**抗コリン薬が第一選択**です。OABの薬

表2　OABの薬物療法

一般名	商品名	用法・用量	推奨グレード
抗コリン薬			
オキシブチニン	ポラキス®	1回2〜3 mgを1日3回	A
プロピベリン	バップフォー®	1回20 mgを1日1回, 1回40 mgを1日1回まで増量可	A
トルテロジン	デトルシトール®	1回4 mgを1日1回	A
ソリフェナシン	ベシケア®	1回5 mgを1日1回, 1日10 mgまで増量可	A
イミダフェナシン	ウリトス®, ステーブラ®	1回0.1 mgを1日2回, 1日0.4 mgまで増量可	A
β_3アドレナリン受容体作動薬			
ミラベグロン	ベタニス®	1回50 mgを1日1回	A
フラボキサート	ブラダロン®	1回200 mgを1日3回	C1
抗うつ薬			
イミプラミン	トフラニール®	1回25 mgを1日1〜2回	C1
アミトリプチリン	トリプタノール	1回25 mgを1日1〜2回	C1
クロミプラミン	アナフラニール®	1回25 mgを1日1〜2回	C1

（筆者作成）

物療法を表2に示しますが，それぞれの抗コリン薬の優劣は多数のRCTによっても一定の見解には至っていません[11]。患者により有効性は異なるため，1つの抗コリン薬が無効でも，ほかの抗コリン薬を試す意義はあります。また，β_3アドレナリン受容体作動薬（ミラベグロン（ベタニス®））がグレードAとして認可され，薬剤の選択肢が広がっています。行動療法としての膀胱訓練は，尿意があってから排尿を我慢する訓練をすることで膀胱容量を増加させ，排尿間隔を徐々に延ばすことが可能です。

第 3 章 こんな症状があったら……
女性特有の変化を疑うとき ─中高年女性の場合─

文献

1) 角　俊幸, 他. 臨婦産. 2011; **65**: 578-83.
2) 石河　修. 日産婦会誌. 2014; **66**: 1979-89.
3) Abrams P, et al. Scand J Urol Nephrol Suppl. 1988; **114**: 5-19.
4) 日本排尿機能学会女性下部尿路症状診療ガイドライン作成委員会 編. 女性下部尿路症状診療ガイドライン. 東京: リッチヒルメディカル; 2013.
5) Ishiko O, et al. Int J Gynaecol Obstet. 2000; **69**: 255-60.
6) Ishiko O, et al. Int J Gynaecol Obstet. 2000; **68**: 131-7.
7) 石河　修, 他. 医事新報. 2000; **3995**: 25-9.
8) 日本排尿機能学会過活動膀胱診療ガイドライン作成委員会 編. 過活動膀胱診療ガイドライン 第 2 版. 東京: リッチヒルメディカル; 2015.
9) Resnick NM. Hosp Pract (Off Ed). 1986; **21**: 80C-L, Q passim.
10) Alhasso A, et al. Cochrane Database Syst Rev. 2005; **20**: CD001842.
11) 古山将康. 産婦の実際. 2012; **61**(増刊号): 1751-9.

ここが**落とし穴**

　頻尿・尿失禁を訴える患者の診察にあたり尿検査と残尿測定は必須であり，排尿直後の残尿が 50～100 mL を超える場合は，膀胱機能の精密検査が必要となるため専門医への紹介が望ましい．また，尿検査で血尿や膿尿を認めた場合，膀胱や尿道の器質的疾患が疑われる．血尿のみを認めた場合は膀胱癌なども疑われるため尿細胞診も必要であるが，尿細胞診が陰性であっても膀胱癌は否定できないことに留意する必要がある[1]．

　頻尿・尿失禁の治療効果が発現するまでには個人差があるが，3～4 ヵ月経っても効果が認められない場合には，速やかに専門医へ紹介することが望ましい．

1) 角　俊幸, 他. 産と婦. 2012; **79**(増刊号): 308-14.

症例 こんなときどうする？

　65歳，女性，2経妊2経産，特記すべき合併症や既往歴はない。半年前頃からの頻尿を主訴に受診された。尿失禁は認めない。尿検査にて血尿や膿尿を認めず，尿細胞診は陰性，排尿直後の残尿量は20 mLであった。下腹部の触診，エコーにて腫瘤性病変は認めず。朝起きたときから寝るときまでの排尿回数は10回，夜寝てから朝起きるまでの排尿回数は3回であり，急に尿がしたくなり我慢が難しいことが週に1回以上はあるが，尿を漏らすことはない。

症例のミカタ

図1の下部尿路症状初期診療のアルゴリズムに沿って診療を進める。まず，基本評価にて問題となる病歴・検査所見を認めず，蓄尿症状である頻尿を認め，尿意切迫感があるためOABの治療を行うこととなる。

図3のOABSSにおいても，質問1：1点，質問2：3点，質問3：2点，質問4：0点で合計点数が6点となり，OABの診断基準を満たす。重症度判定では中等症となる。

表2における推奨グレードAである抗コリン薬を投与し，同時に行動療法を指導する。症状が改善すれば治療を継続し，不変もしくは悪化すれば専門医に紹介する。

第3章 こんな症状があったら……女性特有の変化を疑うとき —中高年女性の場合—

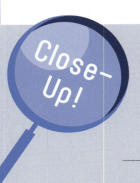

ホルモン補充療法について聞かれたら

大阪大学大学院医学系研究科産科学婦人科学教室／講師*／教授**
黒田　浩正・澤田健二郎*・木村　正**

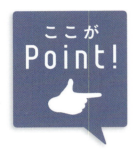

- ☑ 更年期症状や骨粗鬆症，脂質異常症，性交痛などに効果あり。

- ☑ リスク：5年未満の投与では，乳がんリスクの有意な上昇はなし。静脈血栓症のリスクは2～3倍に増加する。黄体ホルモン併用では，子宮内膜がんのリスクは上昇せず。

- ☑ 投与方法の選択：子宮がある場合は，エストロゲン製剤・黄体ホルモン製剤併用療法，子宮がない場合はエストロゲン製剤単独療法。経皮投与は静脈血栓症や心筋梗塞のリスクを低下させる可能性あり。

- ☑ 管理とやめどき：乳がん検診や婦人科がん検診を1年に1回受診する。5年をめどに中止を考慮。60歳を超えてのホルモン補充療法（HRT）は，冠動脈疾患のリスク上昇の報告あり。

▶ ホルモン補充療法の効能

　卵巣の機能は40歳頃から低下しはじめ，この頃から月経が不順になり中央値50.5歳で閉経を迎えます。閉経前後の5年間である45～55歳の周閉経期には，心身ともにさまざまな変化がみられるようになります。
　女性ホルモンの低下によって起こる変化には，第3章で述べられているようにほてりや発汗，精神症状などの更年期症状や脂質異常症，骨粗鬆症などがあります。ホルモン補充療法（hormone replacement therapy；HRT）はこれらの症

表1 エストロゲン製剤の種類と効果

	投与経路	薬剤名	効果
結合型エストロゲン	経口	プレマリン®	血管運動神経症状の改善 抑うつ症状の改善 骨密度の増加 椎体と大腿骨頸部骨折の抑制 萎縮性腟炎の改善 総コレステロールとLDL-Cの低下 HDL-Cの増加
17β-エストラジオール	経口	ジュリナ®	血管運動神経症状の改善 萎縮性腟炎 骨密度の増加
17β-エストラジオール	経皮	エストラーナ® ル・エストロジェル ディビゲル®	血管運動神経症状の改善 骨密度の増加 抑うつ症状の改善（エストラーナ®）
エストリオール	経口	エストリール ホーリン®	骨密度の増加
エストリオール	経腟	エストリール ホーリン®V	萎縮性腟炎の改善

(2012年6月現在)

(日本産科婦人科学会・日本女性医学学会 編. ホルモン補充療法ガイドライン2012年度版. 2012. より引用・改変)

状の改善に有効であり（**表1**）[1]，それぞれについて以下に述べます。

萎縮性腟炎，性交痛

　エストロゲン製剤は萎縮性腟炎，性交痛を有意に改善します。メタアナリシスでは，投与経路は経口，経皮，腟内経路を問わず効果がありますが，腟内投与のほうが症状改善に効果を認めたと報告されています[2]。したがって，萎縮性腟炎の治療目的の場合，エストロゲンの局所療法が勧められます[3]。

更年期症状

　現在までの臨床研究によって，HRTの更年期症状に対する有効性が示されています。HRTを3ヵ月～3年間行った二重盲検対照試験のメタアナリシス（n＝3,329）では，ホットフラッシュの出現回数が75％減少し，症状の強さは約10％に改善しました[4]。

また，ホットフラッシュ以外の更年期症状に対する有効性も確認されています。結合型エストロゲン製剤では不安や焦燥感などの精神症状や睡眠障害，寝汗を改善し，17β-エストラジオールでは睡眠障害や関節痛なども改善することがわかっています[5)6)]。

骨粗鬆症

エストロゲン製剤補充療法は骨密度を増加させ，さらに骨折予防の効果もあることは多くの臨床試験で証明されています。57の無作為化比較試験を解析したメタアナリシスでは，椎体骨や非椎体骨の骨密度が有意に上昇することが示されており[7)]，骨折予防効果については非椎体骨の骨折が27％減少することが示されています[8)]。また，WHI研究（Women's Health Initiative randomized trial）でも椎体骨，非椎体骨の骨折が減少することが示されています[9)10)]。

脂質異常症

エストロゲン製剤補充療法は低比重リポ蛋白コレステロール（LDL-C）を低下させ，高比重リポ蛋白コレステロール（HDL-C）を増加させます。PEPI trial（The Postmenopausal Estrogen/Progestin Interventions Trial）では，エストロゲン製剤の経口投与がLDL-C値を14.5 mg/dL低下させ，HDL-C値は5.6 mg/dL上昇させることが示されました[11)]。中性脂肪については，変化しないという報告[12)]と低下させるという報告[13)]があります。

なお，HRTの開始1年間はインスリン抵抗性を改善し，糖尿病の発症を抑制することがWHI研究で報告されました[14)]。ただし，糖尿病に対する治療や予防を目的とした適応はありません。

動脈硬化

エストロゲン製剤の長期投与は内膜中膜複合体厚（intima-media thickness；IMT）の悪化を抑制するという報告がありますが，これは動脈硬化性疾患のない閉経後の女性に限られています[15)]。ただし，HRTは血圧には正にも負にも影響しないと考えられています。

皮膚萎縮

HRTにより皮膚萎縮が改善，つまり皮膚のコラーゲン量が増加し皮膚の厚み

も増すことが多く報告されており，無作為化比較試験の報告もあります[16]。しかし，コラーゲン量は増加しなかったという報告もあり，皮膚萎縮の予防や改善のみを目的とした HRT は推奨されていません[16]。

▶ ホルモン補充療法のリスク

HRT によるリスクについて，以下に述べます。HRT を受けている症例に遭遇した場合は，リスクも考慮し診療にあたる必要があります。

乳がん
1. エストロゲン製剤・黄体ホルモン製剤併用療法
大規模な前向き試験である WHI 研究での 11 年間のフォローアップでは，エストロゲン製剤・黄体ホルモン製剤補充により乳がんのリスク（HR 1.25，95％ CI：1.07〜1.46）と死亡率（HR 1.96，95％ CI：1.00〜4.04）に有意な上昇を認めており，長期間投与は乳がんのリスクを高めると考えられます[17]。ただし，絶対リスク表示では 5 年間（10,000 人/年）の HRT により，プラセボ群 30 名に対し 38 名の発症でした。また，5 年未満の投与期間であれば有意差を認めませんでした[18]。WHI 研究以外にも同様の報告が複数あることから，**5 年未満の投与であれば乳がんリスクは上昇させない**と考えられています[1]。また，開始時期については閉経後 5 年未満のほうが 5 年以上経過してから開始した場合よりも乳がんのリスクが上昇する可能性があります[17]。

2. エストロゲン製剤単独療法
エストロゲン製剤の単独投与では，WHI 研究の無作為化比較試験で乳がんのリスクの有意な低下を認めています[19]。また，10 年間のフォローアップにより 5 年以上の投与では 1,000 人あたり 2〜3 症例の増加を認めたものの，5 年未満であれば乳がんのリスクに影響しないという報告もあります。

3. 投与経路
経口投与と経皮投与にリスクの差はないという大規模コホート研究の報告が多くみられますが，経皮投与のほうがリスクは低いという報告もあります[20]。

静脈血栓症
1974 年〜2007 年までのシステマティックレビューとメタアナリシスでは，ホ

ルモン補充によって静脈血栓症のリスクは増加すると報告されました。これは，エストロゲン製剤・黄体ホルモン製剤補充（OR 2.5，95％ CI：1.9〜3.4）においてもエストロゲン製剤単独補充（OR 2.2，95％ CI：1.6〜3.0）においても認められています。また，HRT の開始後 1 年以内で特にリスクが高いという結果でした（OR 4.0，95％ CI：2.9〜5.7）[21]。

同じ報告において経皮投与では OR 1.2，95％ CI：0.9〜1.7 であり，また他の複数の報告でも経皮エストロゲン製剤投与によって静脈血栓症のリスクは増加しておらず，本邦のガイドラインでは**経皮投与により静脈血栓症のリスクは増加しない可能性**を示唆しています[1]。

子宮内膜がん

エストロゲン単独補充では子宮内膜がんのリスクが上昇すると報告されていますが[22]，**エストロゲン製剤・黄体ホルモン製剤補充では子宮内膜がんのリスクは上昇しません**[23]。英国の大規模疫学調査である MWS（Million Women Study）では，経口エストロゲン製剤単独療法で RR 1.45，95％ CI：1.02〜2.06 であり，エストロゲン製剤・黄体ホルモン製剤補充持続的併用療法では RR 0.71，95％ CI：0.56〜0.90 とむしろ発症リスクが有意に低下しています[18]。

その他のがん腫

『ホルモン補充療法ガイドライン 2012 年度版』によると，リスクが上昇する可能性のあるその他のがん腫は，卵巣がんや子宮頸部腺がん，悪性黒色腫，肺がんなどが挙げられています[1]。

冠動脈疾患

従来は経口ホルモン補充が冠動脈疾患のリスクを低下させると報告されてきましたが，WHI 研究では心筋梗塞を 29％増加させることが示されました[24]。また，WHI 研究のサブ解析や他のメタアナリシスでは，**60 歳未満ではリスクが増加しないが**[25]，年齢とともにリスクは上昇すると報告されています[26]。

閉経後早期の経皮的なエストロゲン単独投与では心筋梗塞の発症を低下させる可能性が示唆されていますが[27]，大規模臨床試験での報告はまだまだ少ない状況です。少なくとも，冠動脈疾患の一次予防および二次予防目的に HRT を用いるべきではありません。

脳卒中

　WHI 研究を含むメタアナリシスによると，ホルモン補充による虚血性脳卒中のリスクは OR 1.29, 95% CI：1.06〜1.56, 出血性脳卒中のリスクは OR 1.07, 95% CI：0.65〜1.75 と，虚血性脳卒中のリスクが上昇することがわかっています[28]。また，米国の看護師を対象とした NHS（Nurses' Health Study）では，虚血性脳卒中の発症はエストロゲン製剤の量が多いほど増加しており，低用量の結合型エストロゲン製剤（プレマリン® 0.3 mg）では発症リスクの上昇は認められませんでした[29]。したがって，脳卒中の予防のためには低用量のエストロゲン製剤使用が望まれます。

▶ 適応症例と投与方法の選択

　『ホルモン補充療法ガイドライン 2012 年度版』では，HRT の適応と管理のアルゴリズムが示されています（図 1, 2）[1]。また，禁忌症例と慎重投与症例も示されており（表 2）[1]，これに則って適応と投与方法を決定します。

　投与前には，図 2[1]で示されているように血圧・身長・体重測定，乳がん検診，婦人科がん検診，血算・生化学・血糖検査を行うことが望ましいでしょう。また，子宮を有する症例の場合，子宮内膜がんのリスクを考慮しエストロゲン製剤と黄体ホルモン製剤を併用しますが，手術などの何らかの理由により**子宮を有しない場合は乳がんのリスクを考慮してエストロゲン製剤を単独で投与**します。さらに，静脈血栓症のリスクを重視した場合はエストロゲン製剤の経皮投与が考慮されます。

　投与方法には，おおまかに持続的な投与法と周期的な投与法があります（図 3）[1]。エストロゲン製剤単独では黄体ホルモン製剤による不安や抑うつなどの問題も回避できますが，子宮を有しない女性に限られます。エストロゲン製剤・黄体ホルモン製剤併用での周期的な投与法では月経様の周期的な消退出血が起こりますが，持続的な投与法では周期的な出血は起こりません。ただし，投与初期に不正出血を認めることがあります。また，併用療法では周期的投与よりも持続的投与のほうが子宮内膜増殖症のリスクを低下させるという報告があります[30]。しかし，周期的投与でもメドロキシプロゲステロンの場合，28 日間の周期のうち少なくとも 10 日以上，5〜10 mg/日で投与すればリスクに変化はないという報告もあります[31]。ジドロゲステロン（デュファストン®）の場合は，10 mg を 14 日間投与することで子宮内膜がんのリスクが上昇しないと報告されています[32]。

第3章 こんな症状があったら……女性特有の変化を疑うとき —中高年女性の場合—

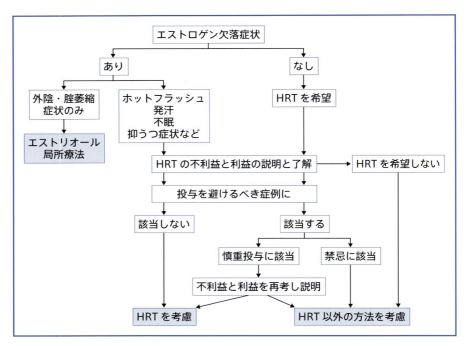

図1　HRTの適応のアルゴリズム
(日本産科婦人科学会・日本女性医学学会 編．ホルモン補充療法ガイドライン2012年度版．2012．より引用・改変)

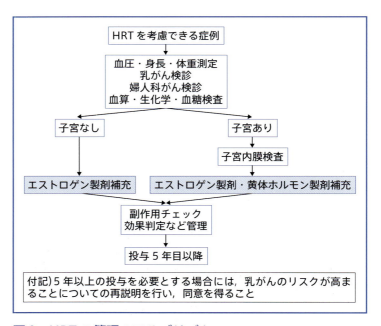

図2　HRTの管理のアルゴリズム
(日本産科婦人科学会・日本女性医学学会 編．ホルモン補充療法ガイドライン2012年度版．2012．より引用・改変)

表2 HRTの禁忌症例と慎重投与症例

禁忌症例	慎重投与ないしは条件付きで投与が可能な症例
・重度の活動性肝疾患 ・現在の乳がんとその既往 ・現在の子宮内膜がん，低悪性度子宮内膜間質肉腫 ・原因不明の不正性器出血 ・妊娠が疑われる場合 ・急性血栓性静脈炎または静脈血栓塞栓症とその既往 ・心筋梗塞および冠動脈に動脈硬化性病変の既往 ・脳卒中の既往	・子宮内膜がんの既往 ・卵巣がんの既往 ・肥満 ・60歳以上または閉経後10年以上の新規投与 ・血栓症のリスクを有する場合 ・冠攣縮および微小血管狭心症の既往 ・慢性肝疾患 ・胆嚢炎および胆石症の既往 ・重症の高トリグリセリド血症 ・コントロール不良な糖尿病 ・コントロール不良な高血圧 ・子宮筋腫，子宮内膜症，子宮腺筋症の既往 ・片頭痛 ・てんかん ・急性ポルフィリン症 ・全身性エリテマトーデス(SLE)

(日本産科婦人科学会・日本女性医学学会 編．ホルモン補充療法ガイドライン2012年度版．2012．より引用)

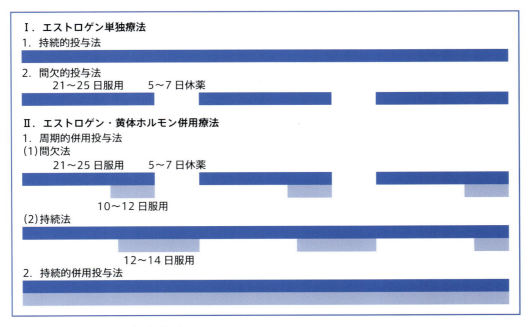

図3 HRTにおける投与方法

(日本産科婦人科学会・日本女性医学学会 編．ホルモン補充療法ガイドライン2012年度版．2012．より引用・改変)

▶ 管理とやめどき

　血圧・身長・体重測定，血算・生化学（肝機能，脂質）・血糖検査を年に1〜2回実施し，**乳がん検診，婦人科がん検診は年に1回行う**ことが勧められています[16]。5年をめどに必要最小量，最短期間の使用を考慮します。検査結果や症状緩和の効果，副作用により適宜HRTの継続について検討しますが，副作用の絶対リスクは大きくなく，HRTのメリットを患者が享受している間は継続を考慮します。経皮エストロゲン製剤のほうが深部静脈血栓症のリスクが少ないと考えられています。

　やめどきは，乳がんのリスクを考慮した場合，5年をめどに中止を検討します[16]。冠動脈疾患のリスクを考慮すると，60歳未満までで中止を検討することも選択肢です[25,26]。また，**投与終了後も5年間は1〜2年ごとの婦人科がん検診と乳がん検診を推奨**することが望まれます[16]。

文献

1) 日本産科婦人科学会・日本女性医学学会 編．ホルモン補充療法ガイドライン2012年度版．2012.
2) Cardozo L, et al. Obstet Gynecol. 1998；**92**：722-7.
3) 日本産科婦人科学会／日本産婦人科医会 編．産婦人科診療ガイドライン―婦人科外来編2014．2014．p.213-5.
4) Maclennan AH, et al. Cochrane Database Syst Rev. 2004：CD002978.
5) Campbell S, et al. Clin Obstet Gynaecol. 1977；**4**：31-47.
6) Mattsson LA, et al. Obstet Gynecol. 1999；**94**：61-5.
7) Wells G, et al；Osteoporosis Methodology Group and The Osteoporosis Research Advisory Group. Endocr Rev. 2002；**23**：529-39.
8) Torgerson DJ, et al. JAMA. 2001；**285**：2891-7.
9) Cauley JA, et al；Women's Health Initiative Investigators. JAMA. 2003；**290**：1729-38.
10) Anderson GL, et al；Women's Health Initiative Steering Committee. JAMA. 2004；**291**：1701-12.
11) The Writing Group for the PEPI Trial. JAMA. 1995；**273**：199-208.
12) Fletcher CD, et al. Maturitas. 1991；**14**：33-42.
13) Wakatsuki A, et al. Circulation. 2002；**106**：1771-6.
14) Salpeter SR, et al. Diabetes Obes Metab. 2006；**8**：538-54.
15) Hodis HN, et al；Estrogen in the Prevention of Atherosclerosis Trial Research Group. Ann Intern Med. 2001；**135**：939-53.
16) Sauerbronn AV, et al. Int J Gynaecol Obstet. 2000；**68**：35-41.
17) Chlebowski RT, et al；WHI Investigators. JAMA. 2010；**304**：1684-92.
18) Beral V, et al；Million Women Study Collaborators. Lancet. 2005；**365**：1543-51.
19) LaCroix AZ, et al；WHI Investigators. JAMA. 2011；**305**：1305-14.
20) Opatrny L, et al. BJOG. 2008；**115**：169-75.
21) Canonico M, et al. BMJ. 2008；**336**：1227-31.

22) Grady D, et al. Ann Intern Med. 1992 ; **117** : 1016-37.
23) Grady D, et al. Obstet Gynecol. 1995 ; **85** : 304-13.
24) Rossouw JE, et al ; Writing Group for Women's Health Initiative Investigators. JAMA. 2002 ; **288** : 321-33.
25) Hsia J, et al ; Women's Health Initiative Investigators. Arch Intern Med. 2006 ; **166** : 357-65.
26) Salpeter SR, et al. J Gen Intern Med. 2006 ; **21** : 363-6.
27) Løkkegaard E, et al. Eur Heart J. 2008 ; **29** : 2660-8.
28) Bath PM, et al. BMJ. 2005 ; **330** : 342-5.
29) Grodstein F, et al. Ann Intern Med. 2000 ; **133** : 933-41.
30) Lethaby A, et al. Cochrane Database Syst Rev. 2004 : CD000402.
31) Woodruff JD, et al. Am J Obstet Gynecol. 1994 ; **170** : 1213-23.
32) Ferenczy A, et al. Climacteric. 2002 ; **5** : 26-35.

エストロゲン製剤単独かエストロゲン製剤・黄体ホルモン製剤併用か，経口投与か経皮投与か，またそれぞれの製剤の種類などによって，リスクやエビデンスが異なる。それらを正確に把握し，効果的でリスクを抑えた投与方法を症例に応じて選択したい。開始する前に不正出血，乳房症状などを問診するとともに，婦人科がん検診，乳がん検診を受けておくべきである。

第3章 こんな症状があったら……女性特有の変化を疑うとき ―中高年女性の場合―

□症例 こんなときどうする？

61歳，女性。47歳のときに気分の浮き沈みや全身倦怠感があり，すっきり睡眠をとれないという症状が出てきたため，心療内科を受診した。抗不安薬と睡眠薬を数ヵ月間服用したものの，あまり改善しないため更年期症候群の可能性を指摘され産婦人科を受診した。ほてりや発汗，冷えなどの症状もありクッパーマン指数は22点であったため更年期症候群と診断し，エストロゲン・黄体ホルモン併用療法を開始した。開始1ヵ月後には症状が改善傾向にあり，心療内科にも通院しつつ症状はほぼ改善した。その後症状の再燃はなく，定期的な検査を受けつつHRTを継続している。

症例の ミカタ

更年期症候群はホットフラッシュや発汗，冷えなどの身体的症状よりも精神的な症状が前面に出ることもあり，産婦人科ではなく心療内科や精神科を最初に受診することがある。精神症状が前面に出る更年期症候群では，HRTだけでなく抗うつ薬や抗不安薬，睡眠薬もよい適応である。本症例では症状の改善が乏しく，HRTも開始し症状の改善を認めた。

定期的な検査を受けているが投与期間が13年と長く，年齢は61歳を迎えている。乳がんや心筋梗塞のリスクを考慮し，(早い段階で)HRTの中止を議論すべきである。

日本では，更年期症候群と同様に骨粗鬆症も患者数は多いにもかかわらず受診率の低い疾患であり，また女性では両疾患とも女性ホルモンの欠落に起因する。本症例でも骨粗鬆症について患者に理解が深まるよう説明し，骨粗鬆症について調べることも考慮されうる。

第4章

こんな症状があったら……
婦人科がんを疑うとき

第4章 こんな症状があったら……婦人科がんを疑うとき

1 月経以外の出血を訴える女性のミカタ
―接触/性交後出血・閉経後出血―

大阪大学大学院医学系研究科産科学婦人科学教室／教授[*]
横井恵理子・木村　正[*]

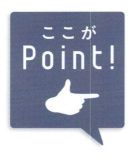

ここがPoint!

☑ 月経時以外の性器出血は，すべて異常な出血。ある一定の確率で必ず"がん"が存在するため，精査が必要である。

☑ 接触/性交後出血は子宮頸がん，閉経後出血は子宮体がんと関係がある。リスク因子をもつ人は，特に要注意である。

☑ 婦人科がんも早期発見・早期治療が大切。少しでも不正出血を疑う場合は，迷わず婦人科を受診させるべきである。

1 はじめに

　性器出血――それは女性がしばしば経験する状態です。性成熟期女性の月経時出血は正常ですが，それ以外の性器出血はいわゆる不正性器出血であり，異常な出血と捉えるべきです。ちなみに，月経とは「一定の間隔(25〜38日周期)で自然に起こり，限られた日数(3〜7日間)で自然に止まる子宮内膜からの周期的出血」と定義されますが，月経時の出血も出血の量，期間，時期によっては異常出血となりえます。また，出血というと鮮血をイメージすることが多いですが，色に関係なくピンク色でも茶褐色でも，また帯下に少量混じる程度であっても，通常の帯下と異なることがあれば，それは出血と考えるべきです。なぜなら，少量の出血は帯下がピンク色になる程度であり，血液は時間が経てば茶色く変色する

からです。

　産婦人科はどうしても足が遠のいてしまう科の1つであり，気になる症状があってもなかなか受診に踏み切れないという人は多くいます。不正性器出血があったとしても「自然に止まったからいいか」，「生理と生理の間の出血は中間出血（排卵時出血）っていうし」，「閉経前後は生理が不規則になるっていうし」など，さまざまな理由をつけて自己解決してしまうことも少なくありません。

　本稿では，「婦人科がんを疑うとき」をテーマに，不正性器出血とはそもそも何かをはじめとし，婦人科がんの疫学も含めて解説します。

2 不正性器出血とは

　冒頭でも述べた通り，**一般に月経時以外の性器出血は異常な出血**です。また，月経異常も広義の不正出血として捉えられる場合があり，正常な月経以外の出血はその量，質，期間にかかわらず，すべて不正性器出血として精査の対象とするべきです。

3 不正性器出血の鑑別診断は

　不正性器出血の鑑別診断は，**表1**[1)]に示す通りです。閉経前では不正性器出血の頻度は多いですが，その原因の多くはホルモン異常や良性疾患（筋腫やポリープなど）です。年齢が上昇するにしたがって不正性器出血の頻度は下がりますが，**原因における悪性腫瘍の割合は増加**します[2)]。

4 日本における子宮頸がん・子宮体がんの疫学について

　日本における子宮頸がん・子宮体がんの死亡率は昔に比べれば低くなっていますが，近年緩やかな上昇をみせており（**図1A**），また罹患率も年々増加の一途をたどっています（**図1B**）。特に，子宮頸がんは若年での罹患率が上昇傾向にあり，これには初交年齢の低年齢化，子宮頸がん予防ワクチン接種率の低さ，検診受診率の低さなどが影響していると考えられ，日本人の子宮頸がん発症率は先進国のなかではトップクラスです。また，子宮体がんも年々増加傾向にありますが，これには女性の晩婚化，出産年齢の高齢化，食生活の欧米化などが関与して

第4章 こんな症状があったら……婦人科がんを疑うとき

表1 各年代における不正性器出血の原因

年代	原因	年代	原因
新生児	エストロゲン消退	性成熟期	卵巣機能不全 妊娠 がん 良性腫瘍 感染 内分泌機能不全 出血性素因 薬剤関連
初経前	異物 外傷（性的虐待含む） 感染 尿道脱 ぶどう状肉腫 卵巣腫瘍 思春期早発症		
初経直後	卵巣機能不全 出血性素因 ストレス（心因性・運動） 妊娠 感染	周閉経期	無排卵性周期 良性疾患 がん エストロゲン or 類エストロゲンの摂取（サプリメントなど）
		閉経後	子宮内膜萎縮 がん ホルモン補充療法 エストロゲン or 類エストロゲンの摂取（サプリメントなど）

（文献1）より作成）

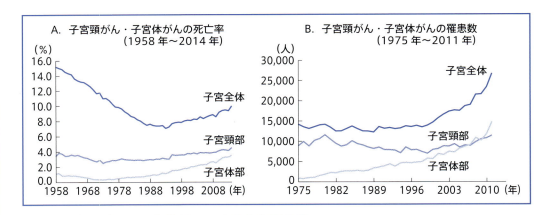

図1 子宮頸がん・子宮体がんの死亡率と罹患数

（厚生労働省大臣官房統計情報部 編．人口動態統計）

いると考えられます。いずれのがんも死亡率，罹患率ともに，将来的にはさらに増加することが予想されます。

5 不正性器出血と婦人科がんとの関係

不正性器出血という主訴は，産婦人科医に悪性腫瘍を連想させます。**接触/性交後出血は子宮頸がん**，**閉経後出血は子宮体がん**，ときに卵巣がんと深い関係があり，それぞれについて詳しく解説します。

■ 接触/性交後出血と子宮頸がん

(1) 接触/性交後出血とは

性行為の最中，もしくは性交後に月経とは異なる出血を認めることをいい，女性の約8％は接触/性交後出血を経験したことがあるといわれています[3]。その程度は，便器が赤くなるものから下着やトイレットペーパーにわずかに付着するものまでさまざまで，色も鮮血から茶褐色までみられます。

(2) 接触/性交後出血と子宮頸がん

もちろん，接触/性交後出血が必ず子宮頸がんを指すわけではありません。米国における報告では，性交後出血の原因が子宮頸がんであった確率は20～24歳で44,000分の1，25～34歳で5,600分の1，35～44歳で2,800分の1，45～54歳で2,400分の1と高くはない数字です[4]。ただし気を付けなければいけないのは，これが米国のデータだということです。米国でも，1960年～1970年代には性交後出血が子宮頸がんである確率は220分の1でした[5]。それが現在の数値まで改善したのは，子宮頸がんのスクリーニング検診と子宮頸がん予防ワクチンが普及したためです。では，現在の日本ではどうでしょうか。毎年約1万人が子宮頸がんに罹患し，約3,000人が死亡しています。子宮頸がんの好発年齢は40歳代を中心に30～50歳代といわれていますが，最近特に20～30歳代に増加しており深刻な問題となっています。先進国で子宮頸がんが減少しているなかで，日本は唯一の子宮頸がん増加国です。それには，子宮頸がん検診受診率と子宮頸がん予防ワクチンの普及率の低さが影響していると考えられます（図2A）。子宮頸がんのリスク因子としてヒトパピローマウイルス（human papillomavirus；HPV）感染は特に重要であり，子宮頸がんの90％以上から検出されています。その他のリスク因子は図2Bに示す通りですが，いずれもHPV感染のリスクとい

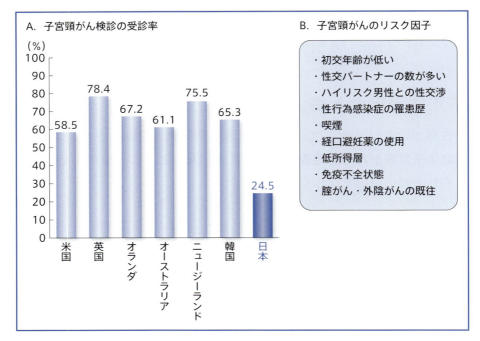

図2　子宮頸がん検診の受診率とリスク因子

(OECD Health Data 2010-Version : June 2010)

えるものがほとんどです[6]。

　子宮頸がんを発見するには病理検査が必要ですが，問診の結果，婦人科に来てもらうことは非常に重要です．特に，日本では性行為に関する出血であることを恥ずかしいと思う患者も少なくないので，こちらからうまく聞き出すことが大切です．

(3)まとめ

　症状がなくても，子宮頸がん検診を 20 歳以上のすべての女性にぜひとも勧めるとともに，何かの話の際に接触/性交後出血を疑った場合，必ず産婦人科を受診するよう強く勧めていただきたいと思います．

■ 閉経後出血と子宮体がん

(1)閉経とは

　閉経後出血を知るためには，まず閉経の定義を知る必要があります．閉経とは，「(他の生物学的・精神的原因がない状態で)更年期女性において 12 ヵ月以上無月経が続いた状態のこと」と定義され，日本人女性における平均閉経年齢は

50.5歳といわれています[7]。たとえば，50歳で6ヵ月間月経が来ていない人はまだ閉経とはいいませんが，この場合，最終の月経が「不正出血ではなく月経であった」ということが大前提となります。ときに不正出血は月経ほどの量と期間になることがあり，この鑑別は熟練した産婦人科医でも非常に難しいことがあります。

(2)閉経後出血とは

閉経後出血とは，閉経後の女性におけるすべての性器出血のことです。閉経とは月経が12ヵ月以上ない状態を指すため，**すべての閉経後出血は異常な出血**，すなわち不正出血であり，閉経後出血は約4〜10%の人が経験する病態です。不正出血の頻度は周閉経期に多く，その後は年齢を経るにつれて減少し，閉経直後と比べて閉経後3年経った場合の不正出血の頻度は約10分の1です。ただし，前述した通り，**出血の原因における悪性腫瘍の割合は年齢を経るにつれて増加**します。出血量については，月経よりも大量の出血が一度に出るものから帯下の色がときどきわずかに変わる程度のものまでさまざまで，色も鮮血から茶褐色まで多様です。

(3)閉経後出血と子宮体がん

閉経後出血を認めた場合，その10人に1人は子宮体がんであり[8]，これはがんを示唆する主訴のなかでかなり高い検出率です。もちろん，閉経後出血がすべて子宮体がんを指すわけではなく，最も多い原因は萎縮性腟炎です。さらにいうと，出血源の多くは子宮ですが，他には腟，外陰部，卵管，ときにホルモンを産生する卵巣腫瘍が原因で子宮からの出血を起こすこともあります。また，婦人科臓器以外から出血している場合もあり，膀胱や尿路などの泌尿器疾患，直腸や腸管などの消化器疾患でも下着に血液は付着します。

(4)子宮体がんのリスク因子

閉経後出血においては，**悪性腫瘍の除外**が非常に重要です。子宮体がんの好発年齢は50〜60歳代で，45歳以上の女性の性器がんで最も多くみられます。子宮体がんの発症にはエストロゲン曝露が深く関係しており，リスク因子を表2に示しますが，いずれもエストロゲンと関連のある項目が並んでいます[9]。リスク因子を複数もつ場合は，子宮体がんのハイリスクです。たとえば，70歳，未経産で糖尿病がある女性に不正出血を認めた場合，子宮体がんもしくはその前がん病変である可能性は87%，逆にこの特徴がない場合は3%といわれています[10]。そして，これらのリスク因子を知るためには問診が重要で，keyとなる質問は表3の通りです[11]。

こんな症状があったら……婦人科がんを疑うとき

表2 子宮体がんのリスク因子

リスク因子	リスク比
高齢	＊1
肥満	2〜4
未産婦	2.0
早い初経	NA
遅い閉経（55歳以降）	2.0
多嚢胞性卵巣症候群（PCOS）	3.0
糖尿病	2.0
タモキシフェン治療	2.0
エストロゲン製剤の単独使用	2.0〜10.0
エストロゲン産生腫瘍	NA
遺伝性大腸がん（HNPCC）	22〜50％/生涯

＊1：50〜70歳では，リスクが1.4倍高くなる。
NA：データなし
HNPCC：遺伝性非ポリポーシス大腸がん

（文献9）より作成）

表3 問診リスト

- いつから出血があるのか
- 何か思い当たる原因があるか（例：外傷など）
- 出血の性状
- 随伴症状があるか（例：疼痛，発熱，膀胱や腸の状態の変化）
- 既往歴（例：糖尿病など）
- 内服歴（例：タモキシフェン[＊1]，ホルモン剤，抗凝固薬）
- 大豆を含むハーブなどのサプリメント摂取の有無
- 乳がん，大腸がん，子宮体がんの家族歴
- BMIの計算（肥満度を知るため）

＊1：乳がんの治療に用いられる抗エストロゲン

（文献11）より作成）

(5) まとめ

閉経後出血が主訴である場合，10人に1人は子宮体がんです。子宮体がんの検査を受けることが重要であり，特に高齢，未経産，肥満などリスク因子を複数もつ人は子宮体がんのハイリスクであり，必ず産婦人科を受診するよう強く勧める必要があります。

6 最後に

確かに，性器出血の原因が大したことのない良性の疾患で，出血さえ止まれば加療を要しないものも多いです。しかし，重篤な疾患，すなわち悪性腫瘍がある一定の割合で確実に存在します。そして，他の悪性腫瘍と同様，婦人科がんも早期に発見し治療を開始できれば予後は良好であり，将来子どもをもちたい若い女性なら子宮を温存することも可能になる場合があります。もし，患者が少しでも不正性器出血の存在をほのめかした場合は，産婦人科受診を強く勧めていただきたいと思います。

文献
1) Crofton MD, et al. Association of Professors of Gynecology and Obstetrics, 2002.
2) Van den Bosch T, et al. Facts Views Vis Obgyn. 2015；**7**：17-24.
3) Shapley M, et al. BJOG. 2013；**120**：1348-55.
4) Shapley M, et al. Br J Gen Pract. 2006；**56**：453-60.
5) Hakama M, et al. Ann Clin Res. 1975；**7**：101-11.
6) Shepherd J, et al. Cochrane Database Syst Rev. 2000；(2)：CD001035.
7) 日本産科婦人科学会／日本産婦人科医会 編．産婦人科診療ガイドライン―婦人科外来編 2014．2014．
8) Prendergast EN, et al. Obstet Gynecol. 2014；**123**(Suppl. 1)：180S-1S.
9) Smith RA, et al；ACS Prostate Cancer Advisory Committee, ACS Colorectal Cancer Advisory Committee, ACS Endometrial Cancer Advisory Committee. CA Cancer J Clin. 2001；**51**：38-75.
10) Munro MG；Southern California Permanente Medical Group's Abnormal Uterine Bleeding Working Group. Perm J. 2014；**18**：55-70.
11) Goodman A, et al. "Postmenopausal uterine bleeding". UpToDate. 2016-05-03. http://www.uptodate.com/contents/postmenopausal-uterine-bleeding, (accessed 2015-11-09)

「がん検診の結果が"異常なし"だったから大丈夫！」はほんとに大丈夫？

　不正出血を主訴に患者が婦人科を訪れた場合，われわれは悪性腫瘍スクリーニングのために子宮頸部・子宮体部の細胞診を行う。その結果は大いに参考になるが，絶対ではない。子宮頸部細胞診の場合，偽陰性率は6％と比較的少ないが，肉眼的に明らかな腫瘍があっても「異常なし」の結果が返ってくることもある。また，子宮体部細胞診を子宮体がん患者に行った場合の正診率は70～80％という報告もあり，10人検査をすれば2～3人は正しく診断されていないということになる[7]。よって，不正出血を繰り返す場合，たとえ直近の検査結果が「異常なし」であったとしても大丈夫と言い切ることはできない。

第4章 こんな症状があったら……婦人科がんを疑うとき

□症例 こんなときどうする？

　55歳，女性。身長152 cm，体重76 kg，BMI 32.9。未経妊。初経11歳，閉経52歳。糖尿病，高血圧で近医内科に通院中，内服薬でコントロール良好である。ホルモン剤，抗凝固薬，サプリメントの内服歴なし。家族歴に特記すべきことなし。2年ほど前よりときどき茶色の帯下や少量の性器出血を認めていたが，数日で消失していたため放置していた。2週間前より再度茶色の帯下を認めており，数日前より月経様の性器出血を認めるようになったため産婦人科を受診した。発熱，腹痛はなく，尿路や消化器の症状も認めなかった。婦人科診察では子宮からの出血を認め，子宮は鵞卵大でやや硬く圧痛や可動痛は認めなかった。経腟超音波断層法で，子宮内膜は25 mmと肥厚していた。子宮体部細胞診は陽性，子宮体部組織診は adenocarcinoma であり，子宮体がんの診断であった。

症例のミカタ

症例のリスク因子を読み取る：「閉経後」，「未経妊」，「肥満」，「糖尿病既往」の不正出血であり，子宮体がんのハイリスクである。

出血の状態を知る：「2年前から」，「繰り返す不正出血」，「最近出血量が増加」で，放置した子宮体がんが進行した可能性を考える。

鑑別診断を考える：「発熱なし」，「腹痛なし」，「尿路・消化器症状なし」から，感染症や泌尿器・消化器疾患は考えにくい。

Memo

第4章 こんな症状があったら……婦人科がんを疑うとき

2 腹部膨満感・頻尿を訴える女性のミカタ
―下腹部腫瘤を忘れずに―

大阪大学大学院医学系研究科産科学婦人科学教室／教授*
石田 享相・木村　正*

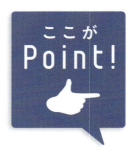

- 腹部症状へのアプローチの基本は病歴聴取および身体的診察であり，画像検査や臨床検査は診察所見を補助するものである。

- 婦人科腫瘤であっても，大きさが10 cmを超えた場合は腹部触診で腫瘤を触れることができる。婦人科悪性腫瘍には非特異的症状しか示さないものがあり，適切なタイミングで婦人科受診を勧める必要がある。

- 「更年期で太っておなかがでてきた」，「歳をとって尿が近くなった」という訴えは，骨盤内腫瘤のサインかもしれない。

1 はじめに

　今日の医療において画像診断は不可欠のものとなっており，夜間の救急外来であってもコンピューター断層撮影法（CT）や核磁気共鳴画像法（MRI）などの検査が実施可能な施設は少なくないと思われます。腹部症状を主訴に受診した患者に対して，初診当日にCT検査を行うことも稀ではないでしょう。しかし，**腹部症状へのアプローチの基本は詳細な病歴聴取と視診・聴診・打診・触診といった身体的診察**であり，この重要性はどの診断学や内科学の教科書でも冒頭に示されています[1)-6)]。画像検査や臨床検査は，診察で得られた所見を確認し，さらに詳細

な情報を得るために行うものであり，診察にあたっては画像診断に頼るのではなく，画像診断をうまく利用する診療態度が大切です。

2 腹部膨満の鑑別診断

腹部膨満の鑑別診断を考える際，まず視診で腹部全体の膨満であるか局所性の膨満であるかを区別することが重要です。腹部全体の膨満を示す成因の代表は鼓腸と腹水ですが，巨大な腹部腫瘤が腹部全体の膨満を示すことがあります。一方，局所性の腹部膨満を示す成因のほとんどは腹部腫瘤によりますが，充満した膀胱を腹部腫瘤として触れることがあるため注意が必要です。また，**下腹部腫瘤によって膀胱が圧迫されることで頻尿が主訴となる場合がある**ことも知っておくべきです。腹部膨満の成因を図1に，腹部腫瘤の部位別の鑑別診断を図2に示します。

鼓腸と腹水との鑑別には打診が有用であり，鼓腸では鼓音を示すのに対して，腹水では濁音を聴取します。また，腹水の診断には波動（fluctuation）や体位変換により側腹部へ濁音が移動する所見（shifting dullness）も有用であり，腹部超音波を組み合わせることで少量の腹水もみつけることができます（腹水が1,500 mL程度なければこれらの身体所見は出現しませんが，超音波では100 mL程度で描出可能となります）。腹水と診断した場合，たとえば肝硬変が原因であれば患者の上半身にくも状血管腫や手掌紅斑がみられることがあり，悪性腫瘍によるものであれば原発巣以外の部分に腹膜播種の結節を触れることもあるため，腹部のみだけでなく全身を注意深く観察することが大切です。また，**多量の腹水があると腫瘤があっても触診で触れにくくなることがある**ため，この場合は画像

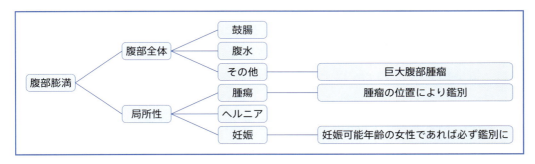

図1　腹部膨満の鑑別診断

（文献3）より作成）

第4章 こんな症状があったら……婦人科がんを疑うとき

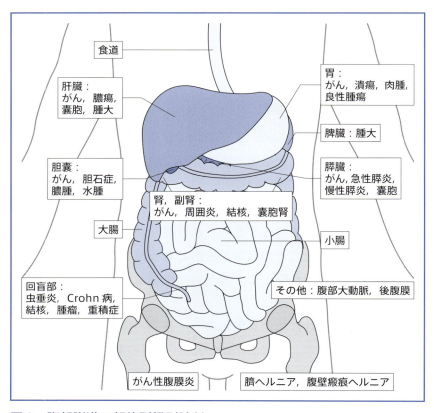

図2 腹部膨満の部位別鑑別診断
腹部全体：消化管間葉系腫瘍(GIST)
子宮：腫瘍，妊娠
卵巣：腫瘍，囊胞，卵巣過剰刺激症候群(OHSS)
膀胱：充満した膀胱，腫瘍

(文献3)より引用)

診断をうまく用いて診察するよう注意が必要です。

　婦人科腫瘍との関連を疑うべき所見は，**下腹部腫瘤と腹水**です。婦人科での診察は，内診と経腟超音波が基本となります。腹壁からの診察では10 cm以上なければ下腹部腫瘤を触知できませんが，内診では5 cm以上あれば触知することができ，経腟超音波を用いるとさらに小さな変化もみつけることができます。しかし，言い換えると**10 cm以上の腫瘤は内診をせずとも触知可能**ということです。年齢にかかわらず，女性にとって婦人科受診(内診)は不快であり，心理的ハードルがあります。そのため，たとえ患者本人が婦人科腫瘍を疑っていたとしても，婦人科受診を後回しにすることは多々あります。女性が「更年期で太っておなかがでてきた」，「歳をとって尿が近くなった」と訴えた場合は，**骨盤内腫瘤**

のサインかもしれないと認識すべきです。

　プライマリで診療にあたった医師は，しっかりと腹部診察を行い以下に示す婦人科（悪性）腫瘍の特徴を念頭に置いたうえで，婦人科疾患を疑う症例ではその可能性を患者に明確に伝え，婦人科受診を指示すべきです。

3 婦人科がんを疑うとき

　婦人科で扱う臓器は子宮（頸部・体部），卵巣，卵管であり，それぞれに良性腫瘍と悪性腫瘍が発生します。さらに，原発性腹膜がんも婦人科腫瘍として扱われます。卵管がんと原発性腹膜がんは，多くの類似性から卵巣がんと一緒に扱われることが多いため，本稿でも卵巣がんにまとめて記載することとします。下腹部腫瘤としてみつかる婦人科腫瘍としては，卵巣がんおよび子宮体部の腫瘍（子宮筋腫と子宮肉腫）が特に重要です。

■ 卵巣がん

　卵巣がんは80％以上が閉経後に発症し，好発年齢は50歳代後半～60歳で，閉経後に認めるようになった卵巣腫瘍の30％は悪性であるといわれています。リスク因子には，一生の総排卵回数，経産数が少ないこと，不妊症が挙げられます。卵巣がんはほとんどが孤発性ですが5～10％は遺伝性であり，*BRCA*遺伝子の変異が関連しています。通常の卵巣がんは45歳未満で発症することは多くありませんが，*BRCA*遺伝子の変異による遺伝性卵巣がんでは好発年齢は10歳ほど若くなります。

　卵巣がんは「サイレント・キラー」と呼ばれており，これは有効なスクリーニング検査がなく，病気がかなり進行するまで症状を呈さないものと思われてきたためです。スクリーニング検査に関しては，腫瘍マーカー検査や超音波検査を用いて行うことが検討されましたが有効性は示されず，現在もスクリーニング法として推奨されているものはありません。しかし，症状に関しては非特異的ではあるものの実際には多くの患者で進行期が早い段階でも何らかの症状がみられることが，近年になって報告されるようになってきました。

　卵巣がんでみられる症状には，月経間隔の変化や月経痛の増強，（閉経後の）不正性器出血など婦人科との関連の強い症状もありますが，**多くの場合は腹水や大網播種，腸管や膀胱の圧迫による非特異的な症状が主である**ため，知識をもって

第4章 こんな症状があったら……婦人科がんを疑うとき

卵巣がんを疑わなければ症状と卵巣がんを結びつけることは困難です。卵巣がん患者を対象にしたある調査によると，卵巣がんと診断が確定した後に以前から何らかの症状があったかを尋ねたところ，95％（Ⅰ～Ⅱ期の患者に限ると89％）の患者で症状がみられていたとの結果でしたが，最も多くみられたものは腹部もしくは消化管に関連する症状（70％）で，ほかに痛み（58％），排尿関連症状（34％），骨盤の違和感（26％）など，非特異的な症状が上位に並びました。また，卵巣がんでは腫瘍破裂や茎捻転による腹痛など急性腹症を呈することは稀であるため，一見すると**緊急性に乏しい不定愁訴と判断され増悪するまで見逃される恐れがある**ことにも注意が必要です。

診察所見で重要なものは**触診で触れる骨盤内腫瘤の存在**であり，これに加えて腹膜播種や腹水の所見を伴っていれば卵巣がんの可能性が高くなります。卵巣がんでは大網に播種することが多いため，上腹部に腫瘤を触れることもあります。また転移性卵巣がんの場合，原発巣は消化管であることが多く，逆に消化管原発悪性腫瘍の1～2％程度は卵巣転移を伴うと報告されています（このうち，約3分の1はKrukenberg腫瘍として知られる腫瘍です）。卵巣がん（特に，両側性に腫瘍を認める場合）を疑った際には，内科的な原因検索として消化管造影や消化管内視鏡検査を並行して行うことは有用であると思われます。

■ 子宮体部の腫瘍

子宮体部の腫瘍も下腹部腫瘤の鑑別診断に重要であり，その代表は子宮筋腫（良性腫瘍）です。その他の鑑別疾患としては子宮内膜がん（上皮性悪性腫瘍）と子宮肉腫（非上皮性悪性腫瘍）があり，それらは組織型によりさらに細かく分けられます。

(1)子宮筋腫

子宮筋腫は，婦人科腫瘍のなかで最も高頻度にみられるもので30歳以上の女性での有病率は20～30％といわれており，顕微鏡的なものまで含めると有病率は75％まで上昇します。子宮平滑筋細胞の単クローン性増殖によるものであり，悪性腫瘍である子宮肉腫とは遺伝子レベルで異なります。子宮筋腫は発育する部分により3つに分けられ（表1），最も多いものは筋層内に発育するもの（筋層内筋腫）で，そのほかに子宮腔内に向けて発育する粘膜下筋腫と子宮漿膜直下に発生・発育する漿膜下筋腫があります。子宮筋腫の約半数は無症状で経過し，婦人科検診時に偶然みつかる場合も多くみられます。症状は発生部位により異な

表1　子宮筋腫の部位と症状の関係

	過多月経	月経困難症	圧迫症状	疼痛	不妊症
漿膜下	△	△	○	有茎性が茎捻転	△
筋層内	○	△	○		△
粘膜下	◎	○	△	筋腫分娩時の陣痛様の痛み	◎

◎強くみられる，○みられる，△みられることがある

（日本産科婦人科学会 編．産婦人科研修の必修知識 2016-2018．より引用）

り（表1），粘膜下筋腫では過多月経や月経困難症などの月経随伴症状が起こりやすく，不妊症とも関連します。筋層内筋腫や漿膜下筋腫では，圧迫による症状が主となります。巨大な子宮筋腫は漿膜下筋腫や筋層内から外向性に発育するものが多いため月経随伴症状に乏しく，むしろ排尿に関連する症状や消化器関連の症状がみられることがあります。

　子宮筋腫は，それによって死亡する疾患ではありませんが，QOLに関連する疾患です。待機的に管理できる場合も多く，治療も手術療法だけでなくホルモン療法や血管内治療（IVR）など選択肢が増えてきています。適切な治療の選択肢を提案するためには，患者が耐えられなくなるまで放置するのではなく，治療適応の有無と治療方法について早めに婦人科受診をして相談することが重要です。

(2) 子宮内膜がん

　子宮内膜がんは女性の2～3％が罹患するといわれており，女性生殖器の悪性腫瘍で最も頻度が高い疾患です。エストロゲンへの曝露と関連しており，未経妊や閉経が遅いことで罹患のリスクが増え，また肥満や糖尿病をはじめとするメタボリックシンドロームでもリスクが上昇します。好発年齢は閉経前後です。症状としては，約90％の患者では性器出血が唯一の症状ですが，高齢者などで子宮頸管狭窄がある場合には子宮留膿腫や子宮留血腫により子宮が腫大し，腹部腫瘤としてみつかることもあります。**閉経直前や閉経後にみられる不正出血を伴う下腹部腫瘤は，子宮内膜がんの兆候である可能性**を考える必要があります。

(3) 子宮肉腫

　子宮肉腫は間葉系腫瘍を発生母地とする稀な悪性腫瘍で，子宮体部悪性腫瘍の2～6％を占めます。組織型により子宮内膜間質肉腫，平滑筋肉腫，およびがん肉腫に分けられ，子宮内膜がんと比べて予後不良です。子宮肉腫のうち，がん肉腫

第4章 こんな症状があったら……婦人科がんを疑うとき

と平滑筋肉腫ではリスク因子として骨盤への放射線照射が知られており，またがん肉腫は子宮内膜がんと同様の特徴を示し，リスク因子も重複します。

　子宮内膜間質肉腫は，40歳代後半以降に好発します。症状としては，不正性器出血が最も多く腹部腫瘤としてみつかることもありますが，全く症状がなく偶然みつかるものもあります。術前に肉腫であると診断されていることは稀で，ほとんどの場合は子宮平滑筋腫（一般的な良性子宮筋腫）と診断され，手術が行われています。経妊歴や合併疾患との関連は認められません。

　平滑筋肉腫はがん肉腫や子宮内膜間質肉腫よりも好発年齢がやや若く，43～53歳です。経妊歴はリスクと関連せず，肥満やメタボリックシンドロームとの関連は指摘されているものの，子宮内膜がんや子宮がん肉腫ほど高くありません。平滑筋肉腫の4分の1に放射線照射の既往があるといわれています。症状としては疾患に特異的なものはなく，性器出血や腹部腫瘤が報告されています。

　表2に卵巣がんおよび子宮体部悪性腫瘍の好発年齢，リスク因子，特徴的な症状をまとめます。

表2　婦人科がんの特徴：まとめ

	上皮性悪性腫瘍（がん腫）		非上皮性悪性腫瘍（肉腫）		
	卵巣がん	子宮内膜がん	子宮内膜間質肉腫	平滑筋肉腫	がん肉腫
好発年齢	50歳代後半	閉経前後（50歳前後）	40歳代後半以降	43～53歳（がん肉腫や子宮内膜間質肉腫よりもやや若い）	子宮内膜がんと同様
リスク因子	・出産数が少ない ・不妊症 ・初経が早い／閉経が遅い	・エストロゲンの曝露 ・メタボリックシンドローム	特になし	メタボリックシンドローム，骨盤への放射線照射（がん肉腫よりも関連性は弱い）	・骨盤への放射線照射 ・その他は子宮内膜がんと同様
特徴的な症状	非特異的（月経不順，腹部膨満，頻尿，消化器症状，性交時痛，不正性器出血など）	不正性器出血，ときに下腹部腫瘤	不正性器出血が最も多い腹部腫瘤としてみつかることもある	非特異的（性器出血や腹部腫瘤）	子宮内膜がんと同様

（筆者作成）

4 終わりに

　どのような症状があれば婦人科を受診すべきかを明確に示すことは困難です。それは，卵巣がんのように非特異的な症状しか示さない疾患もあるためです。患者はしばしば腹部の症状を訴えますが，骨盤の検索がされず腫瘤が見逃されることがあります。悪性腫瘍が見落とされた場合，治療の開始が遅れるだけでなく患者が医師に対する不信感をもつことにつながったり誤診としてトラブルになる恐れもあり，医師にとっても患者にとっても不幸な転帰をたどることになりかねません。重要なことは，腹部診察をしっかりと行い，婦人科疾患をしっかりと鑑別に入れることです。下腹部腫瘤をみた際に，精査の一環としてルーチンに婦人科受診を指示することは決して間違った対応ではないと思われます。

文献
1) Kasper D, et al, editors. Harrison's Principles of Internal Medicine. 19th ed. New York : McGraw-Hill ; 2015.
2) 小川　聡 編．内科学書 改訂第 8 版．東京：中山書店；2013.
3) 矢﨑義雄 編．内科学 第 9 版．東京：朝倉書店；2007.
4) 高久史麿 監．診察診断学．東京：朝倉書店；1998.
5) 福井次矢，他 訳．ベイツ診察法 Bates' Guide to Physical Examination and History Taking. 東京：メディカル・サイエンス・インターナショナル；2015.
6) 金城紀与史，他 監訳．コリンズの VINDICATE 鑑別診断法．東京：メディカル・サイエンス・インターナショナル；2014.

参照
・Berek JS. Berek and Novak's Gynecology. 15th ed. Philadelphia : Lippincott Williams & Wilkins ; 2011.
・日本産科婦人科学会 編．産婦人科研修の必修知識 2016-2018．2016.

ここが落とし穴

　婦人科悪性腫瘍の患者のなかには，自覚症状が腹部膨満のみのことがあり，痛みを伴うこともあるが急性腹症の症状を呈することは稀で，緊急性がないと判断される恐れがある。また，患者自身が「太ったせいである」と自己解決していることも多く，婦人科受診自体が心理的ハードルがあるため自覚症状が婦人科の受診につながらないことも多い。子宮頸がん検診を受けた直後に自覚症状が出現した場合は婦人科受診は不要と考えてしまいがちであるが，卵巣がんなど急激に増大を認める腫瘍もあるため，症状出現時には婦人科受診を指示するよう注意が必要である。

$$\text{第4章 こんな症状があったら……婦人科がんを疑うとき}$$

□症例 こんなときどうする？

58歳，女性。既婚，経妊歴なし
[主　訴] 腹部膨満感，食思不振
[既往歴] 特記すべきことなし
[月経歴] 初経14歳，閉経51歳
[家族歴] 特記すべきことなし
[現病歴] 3ヵ月前に婦人科で子宮頸がん検診を受け異常なし。2ヵ月前に性器出血があったが3日ほどでなくなり，その後は認めなかった。仕事が忙しく直前に婦人科検診を受けていたこともあり，婦人科受診はせずに様子をみていた。
　性器出血がみられた頃より腹部膨満感が出現し徐々に増悪していることを自覚していたが，ストレスで食べ過ぎたせいと思い様子をみていた。1週間ほど前から食事を摂るとすぐに満腹になり，腹部膨満も強くなってきたため内科を受診した。
[診察所見] 身長160 cm，体重55 kg，体温36.8℃，血圧115/72 mmHg，心拍数82/分
　腹部は下腹部を中心に膨隆し腫瘤を触知する。腹水もあり。経腹超音波を行ったところ10 cm大の多房性腫瘤と多量の腹水貯留を認めた。卵巣がんを疑い，至急婦人科を受診するよう指示した。

症例のミカタ

- 卵巣がんは閉経後に好発し，発症のピークは50歳代後半である。妊娠の既往がないことや不妊症はリスク因子である。

- 卵巣がんのスクリーニング検査として推奨されるものはなく，3ヵ月前に婦人科で診察を受けていても次の診察時には進行がんでみつかることもある。直近の婦人科検診で異常がなかったからといって，卵巣がんがないとはいえない。

- 卵巣がんの症状は非特異的であり，腹部膨満や不正性器出血などがある。本例では腫瘍の増大と腹水の出現に伴い，腸管圧迫症状が強くなってきていたと思われる。

- 婦人科受診（内診）はどの年代の女性においても心理的ハードルがあるため，婦人科的な自覚症状があっても最初は内科を受診することも多い。プライマリ診療で婦人科を受診すべき症状をみつけたら，適切かつ明確に婦人科受診を勧めるべきである。

第4章 こんな症状があったら……婦人科がんを疑うとき

読者へのメッセージ MESSAGE

遺伝性の婦人科がん

　ハリウッド女優のアンジェリーナ・ジョリーさんが，がんの予防目的に2013年に乳腺切除を，続いて2015年に子宮付属器摘出手術を受けたことは記憶に新しいかと思います。ジョリーさんには*BRCA1*というがん抑制遺伝子に変異があり，これは遺伝性乳がん・卵巣がん(hereditary breast/ovarian cancer；HBOC)として知られています。HBOCは家系内に乳がん・卵巣がん・前立腺がんなどを発症する常染色体優性遺伝疾患で，原因遺伝子は*BRCA1*と*BRCA2*がありますが前者のほうが高頻度です。*BRCA1*遺伝子に変異がある場合，70歳までに卵巣がんに罹患する割合は35〜60%と報告されており，これは一般女性母集団と比較し35〜40倍も高くなります。また，発症時期も10年ほど早くなるといわれています[1]。

　遺伝性の婦人科がんには，HBOC以外にもLynch症候群が知られています。Lynch症候群は，以前は遺伝性非ポリポーシス大腸がん(hereditary non-polyposis colorectal cancer；HNPCC)と呼ばれていた疾患で，現在では大腸がん以外にも子宮体がん，胃がん，卵巣がん，腎盂・尿管がん，小腸がん，胆道系がんなどのリスクが上昇することが知られています。これも常染色体優性遺伝疾患です。Lynch症候群の家系では，女性に限れば大腸がんのリスクよりも子宮体がんのリスクのほうが高いという報告もあります[2]。

　HBOCやLynch症候群に対しては，リスク低減手術(risk reducing surgery；RRS)が行われるようになってきました。HBOCに対しては両側付属器摘出術が，Lynch症候群に対しては子宮全摘術と両側付属器摘出術が行われます。RRSにより卵巣がんや子宮体がんの発症リスクを大幅に減少させることが

できると考えられていますが，保険未収載であることや医原性に早発閉経を起こすことへの対応など，解決していくべき課題もあります[3]。

　HBOCやLynch症候群の取り扱いは今後変動していくものと思われますが，このような疾患があることを知り，リスク評価に役立てていくことは重要であると考えます。

文献

1) 菅野康吉. 産婦の実際. 2015；**64**：361-9.
2) 市川喜仁. 産婦の実際. 2015；**64**：371-6.
3) 安達将隆, 他. 産婦の実際. 2015；**64**：377-83.

第5章

女性が抱える
その他の問題を考える

第5章 女性が抱えるその他の問題を考える

1 子どもがほしい女性のミカタ

大阪大学大学院医学系研究科産科学婦人科学教室／助教[*]
金　南孝・熊澤　惠一[*]

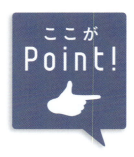

ここがPoint!

- ☑ 通常の性交渉を継続的に行っているにもかかわらず妊娠しないことを不妊症といい，その期間は一般的に1年とする。
- ☑ 年齢に伴い，妊娠率は低下する。35歳を超える女性は，6ヵ月妊娠しなければ専門医に相談すべきである。
- ☑ 排卵の2日前の性交渉が最も妊娠率が高い。定期的な性交渉により，周期あたりの妊娠率は上昇する。
- ☑ 肥満やるい痩，喫煙などは妊娠に悪影響である。

1 はじめに

　「不妊症」とは，何らかの治療をしないと，それ以降自然に妊娠する可能性がほとんどない状態をいいます。特に病気のない健康な男女が妊娠を希望し，避妊をせず夫婦生活（セックス）を営むと一定期間内に大多数の方が妊娠します。しかし，一定期間を過ぎても妊娠しない場合，その後いくらタイミングを取っても自然に妊娠する可能性は低くなるため，「不妊症」と診断することができます。

　それでは，どのくらいの期間妊娠しなかったら不妊症と考えられるのか，すなわち「この一定期間」とはどのくらいなのでしょうか。実は，不妊症と診断できる期間は年齢によって異なっています。一般に，年齢が高い夫婦では妊娠できない期間（不妊期間）が比較的短くても，それ以降自然妊娠する可能性は低くなり，

年齢が若い夫婦では不妊期間が比較的長くても，その後自然に妊娠する可能性は必ずしも低いとはいえません。日本産科婦人科学会では，**「その期間については1年から3年までの諸説あり，2年というのが一般的だが，1年に短縮する」**としています（平成27年8月29日 日本産科婦人科学会理事会決定）。しかし，世界中の人々を対象とする世界保健機構（WHO）では，2009年から不妊症を「1年間の不妊期間をもつもの」と定義しており，さらに妊娠を考える夫婦の年齢がより高い米国の生殖医学会（ASRM）でも，2013年に「不妊症と定義できるのは1年間の不妊期間をもつものであるが，女性の年齢が35歳以上の場合には6ヵ月の不妊期間が経過したあとは検査を開始することは認められる」と提唱しています。晩婚化が進んだ日本でも**1年以上妊娠しない場合に不妊症と診断**し，年齢が高い場合にはより早期に検査と治療を開始したほうがよいという考えが広まってきています。

内科診療において生殖年齢の女性をみる場合に知っておきたい自然妊娠と，いつ不妊治療を勧めるべきか，そして生活スタイルが不妊に及ぼす影響をASRM委員会の勧告[1]をもとに解説します。

2 妊娠能力と加齢

妊娠率は月経周期ごとで個人間では比較的安定していますが，一般的には妊娠にチャレンジしてから最初の3ヵ月が最も妊娠率が高く，全妊娠の80％は半年以内に妊娠します[2]。生殖能力は男女とも年齢に伴い低下しますが，女性においてより顕著です。各時代，各民族あるいは集団における女性1,000人あたりの1年間の妊娠数をみると（**図1**）[1]，35歳以降の妊娠数は減少する一方です。しかし，男性の加齢への影響は女性よりも小さく，50歳まではあまり問題になりません。すなわち，身体所見や病歴に基づいて早期に評価治療するべきであり，**35歳を超える女性は，半年間妊娠しなければ，その時点で専門医に相談するのが望ましい**と勧告しています。

3 性交渉の頻度

5日以上の禁欲は精液状態の悪化を招く一方，2日間以内の禁欲であれば精子濃度は変化しません。また，頻回の射精が生殖能を低下させると広く誤解されて

第5章 女性が抱えるその他の問題を考える

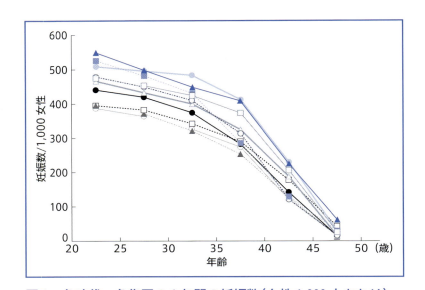

図1 各時代，各集団の1年間の妊娠数（女性1,000人あたり）
▲：フッター派（1921年〜1930年に結婚），■：ジュネーブ資産階級（夫が1600年〜1649年生まれ），●：カナダ（1700年〜1730年に結婚），○：ノルマンディー（1760年〜1790年に結婚），□：フッター派（1921年以前に結婚），△：チュニス；ヨーロッパ人のみ（1840年〜1859年に結婚），●：ノルマンディー（1674年〜1742年に結婚），□：ノルウェー（1874年〜1876年に結婚），▲：イラン（1940年〜1950年に結婚），○：ジュネーブ資産階級（夫が1600年以前の生まれ）
（文献1）より引用）

いますが，連日射精でさえも精液状態に悪い影響は与えず，乏精子症の男性では連日射精したほうが精子濃度と運動性の改善に結びつくという報告もあり[3]，禁欲期間は精液状態の改善に影響がないことが分かっています。

連日の性交渉による1ヵ月あたりの妊娠率は37％，隔日では33％ですが，週1回の頻度では15％に低下します[4]。しかしながら，妊娠にチャレンジするストレスは自尊心，満足感を損なう可能性もあり，かえって性交渉の頻度自体を下げてしまうことも考えられます。できるだけ毎日，あるいは隔日で性交渉を行うことが有効ですが，夫婦にあわせて十分相談する必要があるでしょう。

4 妊娠可能期間

一般的に，排卵の6日前〜排卵日までが妊娠可能期間とされますが，**排卵の2日前の性交渉が最も妊娠率が高い**ことが報告されています（図2，3）[1]。図2は，月経周期のいずれかの日に1回だけ性交渉を行い，どの日の性交渉が最も妊娠率

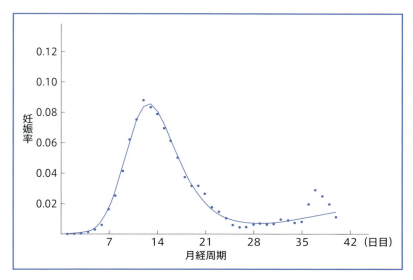

図2　1回の性交渉での妊娠率　　　　　　　　　　（文献1）より引用）

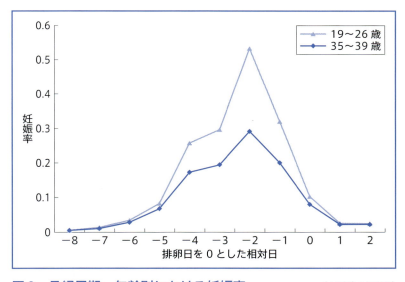

図3　月経周期，年齢別における妊娠率　　　　　　（文献1）より引用）

が高かったかを調べたグラフで，妊娠率は月経周期8日目の3.2％から増えはじめ，排卵2日前の12日目で9.4％となり，その後低下することが分かります。妊娠率のピークは，一般的な排卵日である月経開始日から14日目～その2日手前の12日目に来ており，月経周期が安定している女性では，推測される妊娠可能期間に1回の性交渉で妊娠率は増加します。また，加齢による妊娠期間の変化

第5章 女性が抱えるその他の問題を考える

はないものの 30 代後半の妊娠率は 20 代前半のほぼ半分程度に低下しています（図3）[1]。

周期あたりの妊娠率は，妊娠期間中に頻繁に性交渉を行うことで増加します。妊娠可能期間は個人差があり妊娠率も同じく変わるため，周期あたりの妊娠率を上げるためには定期的な性交渉をもつべきであると勧告しています。

5 排卵予測

排卵日を頸管粘液，性的欲求，下腹痛，あるいは体調で予測しても的中率は 50％以下ですが[5]，排卵日付近になると腟分泌液が「さらさら」になり，透明の場合に妊娠率は最も高くなります（図4）[1]。頸管粘液量は排卵の 5〜6 日前から血中エストロゲンの上昇に伴って増加し排卵の 2〜3 日以内にピークとなり，粘液量が最も多かった日に性交をもった場合，妊娠率は最も高くほぼ 38％にも達したとされ，ピークの前後では 15〜20％程度だったとしています[6]。また，頸管粘液は基礎体温と密接に関係し，生理カレンダーよりも妊娠率のピークの時期を正確に予測することができるという報告もあります[7]。

排卵予測をするために尿中 LH キットが市販されており，排卵予測のほか妊娠可能期間を予測するのにも有用です。排卵は尿中 LH 陽性後 2 日以内に認められますが，偽陽性は 7％と報告されています[8]-[12]。尿中 LH のモニタリングは，頻回に性交渉を試みないカップルにおいては妊娠に至るまでの時間が短縮されると

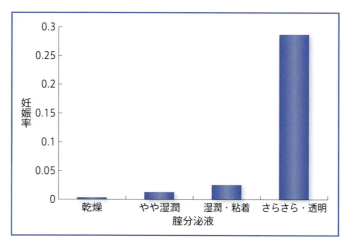

図4 腟分泌液の性状における妊娠率　　（文献1）より引用）

思われますが，頸管粘液をみるほうが生理カレンダーや尿中LHキットよりも有用だとする報告もあります[13]。

6 性交渉の方法

性交後，仰臥位のまま留まることが精子の遡上を促すという考えもありますが，科学的根拠は示されていません。精子は射精後腟内に留まり，15分後には卵管に認められます。卵胞期であれば，わずか2分程度で卵管に到達するとの報告もあります[14]。また，性交の際の体位は妊孕性に影響を与えるという根拠も同様に示されておらず，性交渉の際の体位にかかわらず射精後数秒間で精子は頸管粘液のなかに認められるようになります。女性のorgasmが精子の移送を促すという考えもありますが，orgasmと妊娠率に関係性はなく，また性交渉の方法によって児の性別に関係があるとする根拠もありません。

また，いくつかの市販の水溶性の潤滑剤は精子の運動性を低下させますが，mineral oilやcanola oilにはそのような影響はありません。

7 食事とライフスタイルの影響（表1）

肥満あるいはるい瘦（激やせ）は，妊娠率を低下させます。BMI 35以上の肥満は妊娠するまでに通常の2倍の時間がかかり，一方BMI 19以下のるい瘦だと妊娠するまでに通常の4倍の時間がかかります（表1）[1]。

菜食主義，低脂肪食，ビタミン，抗酸化剤，ハーブなどが妊娠能力を改善するという根拠はほとんど示されておらず，これらが産み分けに有効という事実もありません。しかし，大型魚類を多量摂取することによる血中の水銀レベルの上昇は不妊と関連があるため，過剰な摂取は避けたほうがよいでしょう。また，妊娠を望む女性には，胎児神経管欠損症のリスクを減らすためにサプリメントなどを用いて葉酸を1日400 μg摂取することが推奨されています[15]。

■ 喫 煙

喫煙は妊娠に対して悪影響があり，大規模なメタアナリシスにより喫煙女性は不妊の割合が60%増したと報告されています[16]。さらに，喫煙女性は1〜4年早く閉経するといわれていますが，これは喫煙が卵胞の減少を早めるためと考えら

第5章 女性が抱えるその他の問題を考える

表1 不妊に影響するライフスタイル

因子	妊娠への影響	研究
肥満（BMI＞35）	妊娠所要時間倍増	Hassan MA, et al. 2004
るい痩（BMI＜19）	妊娠所要時間4倍増	Hassan MA, et al. 2004
喫煙	相対危険率60％増	Clark AM, et al. 1998
アルコール（＞2杯/日）	相対危険率60％増	Eggert J, et al. 2004
カフェイン（＞250 mg/日）	受胎率45％減	Wilcox A, et al. 1998
違法薬物	相対危険率70％増	Mueller BA, et al. 1990
毒素・溶剤	相対危険率40％増	Hruska K, et al. 2000

（文献1）より引用）

れています。また，喫煙は自然妊娠，生殖補助医療（assisted reproductive technology；ART）にかかわらず流産率も上昇させます。男性においては，喫煙により精子密度と運動性は低下すると報告されていますが，不妊の割合を増加させるというデータは示されていません。

■ アルコール

　アルコールが女性生殖能に与える影響は，議論の余地があります。1日2杯のアルコールを摂取する女性では不妊の割合が60％増加し，1日1杯未満の飲酒であれば不妊の割合は逆に35％低下します[17]。ほかにも，アルコールの過剰摂取が妊娠率を低下させるとするいくつかの報告があり，対照的にワインを飲む女性は妊娠までに要する期間が短縮したとする報告もあります[18]。しかしながら，産褥婦における後方視的研究でアルコールと「妊娠のしやすさ」の間に関連はなかったとする報告もあります[19]。1杯あたり10gのアルコールが含まれるとして1日2杯以上のアルコール摂取は避けるべきですが，それ未満の中等量のアルコール摂取については限られたエビデンスしかありません。もちろん，妊娠中のアルコール摂取は少量でも胎児発育などに影響を与えることがこれまでに数多く報告されており安全量は存在しないので，**妊娠中に飲酒を控えるべき**であるのは当然です。男性においては，飲酒は精液所見に悪影響はないと報告されています。

■ カフェイン

女性の場合，1日5杯以上のコーヒーに相当する500 mgのカフェインを摂取した場合，不妊の割合が増加するといわれています[20]。また，妊娠中の1日2～3杯以上のコーヒー摂取は流産のリスクを上昇させる可能性がありますが，先天奇形のリスクには影響を与えないと報告されています[21]。一方，妊娠中にデカフェコーヒーあるいはコーヒーを少なくとも1日3杯以上飲んだ場合では，出生週数や出生児体重，身長，頭囲，腹囲に明らかな違いはなかったとする報告もあり[22]，つまるところコーヒー1日1～2杯は不妊の割合も増やさず，妊娠への影響もありません。男性は，カフェインの摂取で精液状態が悪化することはないと報告されています。

■ その他の注意事項

マリファナなどの薬物は，女性では不妊の割合が増加しますが，男性の精液所見には深刻な影響はありません。しかし，そもそも違法であるためそのような薬物の常用は男女問わず避けるべきであり，胎児発育に悪影響があることはよく知られています。

サウナは不妊に影響はなく，合併症がなければ妊娠中も安全です。一般男性では，睾丸の温度上昇を避けるためにサウナに入らないようにするとの考えもありますが，推奨する十分なエビデンスはありません。

その他にも，ドライクリーニングや印刷工場の溶媒は妊娠率を低下させ，重金属の曝露は男性の精液所見を悪化させます。また，農薬の曝露は問題となる場合があり，男女ともに妊娠率を下げるとする報告があります。

8 まとめ

- 妊娠可能期間は排卵日を含め手前6日間で，頸管粘液の量や性状と相関します。
- 妊娠可能期間における連日あるいは隔日の性交渉は妊娠率を高めますが，1週間に2～3回の性交渉でも，ほぼ同様の結果が得られます。
- 性交渉のタイミングや体位，あるいは性交後に仰臥位で安静にすることなどは，妊娠率には影響を与えません。
- 排卵日を予測するためのキットは，性交頻度の少ないカップルには有用と思われます。

第5章 女性が抱えるその他の問題を考える

- 1日1〜2杯を超える量のアルコール摂取，あるいは中等度のカフェイン摂取は，妊娠率に悪影響を与える可能性があります。

9 勧　告

- 妊娠成立までの期間は，加齢とともに上昇します．35歳を超える女性においては，6ヵ月を超えても妊娠しない場合は専門医受診を勧めるべきです．
- 正順な月経周期が規則正しい女性では，妊娠可能期間から連日，あるいは2日ごとの性交渉により妊娠率が最も高まります．
- 喫煙，1日2杯以上のアルコール摂取，違法薬物および大部分の腟潤滑剤は，妊娠を試みるカップルは避けるべきです．

文献

1) Practice Committee of American Society for Reproductive Medicine in collaboration with Society for Reproductive Endocrinology and Infertility. Fertil Steril. 2013 ; **100** : 631-7. doi : 10.1016/j.fertnstert.2013.07.011.
Optimizing natural fertility : a committee opinion.
2) Gnoth C, et al. Hum Reprod. 2003 ; **18** : 1959-66.
3) Levitas E, et al. Fertil Steril. 2005 ; **83** : 1680-6.
4) Wilcox AJ, et al. New Engl J Med. 1995 ; **333** : 1517-21.
5) Scarpa B, et al. Eur J Obstet Gynecol Reprod Biol. 2006 ; **125** : 72-8.
6) Stanford JB, et al. Obstet Gynecol. 2002 ; **100** : 1333-41.
7) Dunson DB, et al. Hum Reprod. 2001 ; **16** : 2278-82.
8) Nielsen MS, et al. Fertil Steril. 2001 ; **76** : 384-7.
9) Tanabe K, et al. Hum Reprod. 2001 ; **16** : 1619-24.
10) Miller PB, et al. Obstet Gynecol. 1996 ; **87** : 13-7.
11) Pearlstone AC, et al. Obstet Gynecol. 1994 ; **83** : 184-8.
12) McGovern PG, et al ; NICHD National Cooperative Reproductive Medicine Network. Fertil Steril. 2004 ; **82** : 1273-7.
13) Bigelow JL, et al. Hum Reprod. 2004 ; **19** : 889-92.
14) Kunz G, et al. Hum Reprod. 1996 ; **11** : 627-32.
15) Lumley J, et al. Cochrane Database Syst Rev. 2001 ; **3** : CD001056.
16) Augood C, et al. Hum Reprod. 1998 ; **13** : 1532-9.
17) Eggert J, et al. Fertil Steril. 2004 ; **81** : 379-83.
18) Tolstrup JS, et al. Acta Obstet Gynecol Scand. 2003 ; **82** : 744-9.
19) Parazzini F, et al. BMJ. 1999 ; **318** : 397.
20) Bolúmar F, et al. Am J Epidemiol. 1997 ; **145** : 324-34.
21) Browne ML. Epidemiology. 2006 ; **17** : 324-31.
22) Bech BH, et al. BMJ. 2007 ; **334** : 409.

子どもがほしい女性のミカタ

日本では，一般的に40歳を超えるまでは何となく自然妊娠できるという認識が広まっているが，40歳を超えると体外受精でも生児を得る確率は10％を下回る。世界的にみて体外受精の補助が出るのは40歳未満であることが多く，少なくとも35歳を超える場合には積極的に不妊症に関するアセスメントを勧めるべきともいえる。生殖可能年齢の女性に妊娠の相談を受けた場合は，いかに年齢が重要な因子であるかを認識してもらう必要がある。少子高齢化が進む日本の情勢をみてもこのような認識のずれは早急に是正する必要があり，より計画的に次世代の芽を残せるように医師が担う役割は大きいだろう。

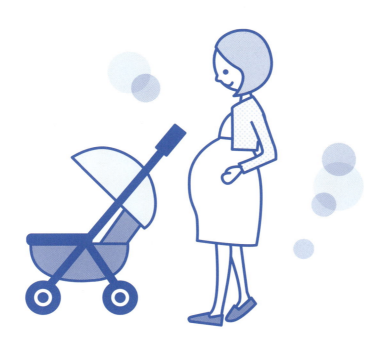

第5章 女性が抱えるその他の問題を考える

症例 こんなときどうする？

26歳，未経産，身長152 cm，体重33 kg

25歳で結婚し，1年間経過したが妊娠に至らないため受診した。もともとやせ型で月経は不規則であったが，結婚後に嘔吐を繰り返してさらに体重が減少し，摂食障害と診断された。今後の挙児希望を訴えている。喫煙歴はない。

症例のミカタ

BMIは14で「るい痩」であり，月経が不規則であった理由もやせ過ぎが原因であった可能性が高い。

摂食障害の治療は長期にわたることも多く，産婦人科のみならず精神科，心療内科とも連携することが望ましい。

生活スタイルに問題はないか丁寧に問診をしたうえで，まず体重を標準体重まで戻すように勧める。標準体重に戻ると月経も再開する可能性が高く，若年者であるためその後タイミングをみていく。

いつまで月経があったのか，その頃どの程度の頻度でタイミングを取っていたのかなどの生活歴も考慮すべきである。必要であれば卵管因子や男性因子も検査しておく。

症例 こんなときどうする？

37歳，1経産，身長160 cm，体重57 kg

30歳で結婚。月経は順調で32歳時に女児を授かる。その後，自身の仕事や第1子の世話などで忙しくしていた。第2子を希望して9ヵ月が経過するが妊娠しないため，挙児希望にて受診した。10本/日×10年の喫煙歴がある。

症例のミカタ

37歳と高齢でさらに喫煙歴もあり，すぐに不妊検査を開始し，できれば人工授精から治療を開始すべきである。

早期妊娠を希望する場合は体外受精からの開始でも間違いではないが，性交渉の頻度は確かめておく必要があり，週に1度程度しか性交渉をとってきていないのであれば3周期ほどきっちりモニタリングのうえ，性交渉を図ってもよいだろう。

喫煙は妊娠に対して悪影響しかなく，早発閉経や妊娠後の流早産の原因にもなる。さらに胎児発育遅延や前置胎盤，常位胎盤早期剥離など妊娠中の合併症増加にも影響がある。外来ですぐに開始できる不妊治療の1つに禁煙があることを，重々周知していくべきだろう。

第5章 女性が抱えるその他の問題を考える

2 今は妊娠したくない女性・望まない妊娠に悩む女性のミカタ

大阪大学大学院医学系研究科産科学婦人科学教室／講師*
鈴木 陽介・冨松 拓治*

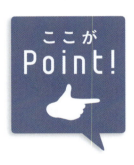

ここがPoint!

- ☑ 避妊法として日本で最も使用されているものはコンドームであるが，その避妊率は高いものではない。
- ☑ 避妊法として確実性が高いものは経口避妊薬（OC）や子宮内避妊器具（IUD）であり，今後の普及が望まれる。
- ☑ 避妊に失敗した場合，緊急避妊法（EC）や人工妊娠中絶が行われるが，再発予防の指導が特に重要である。

1 避妊法の種類

　避妊法の理想の条件として，確実性，簡便性，性感維持，安全性，可逆性，コストベネフィット，女性の意志で実行できることなどが挙げられます。日本で実際に使用されている避妊法は，表1に示すように圧倒的にコンドームが選択されており，経口避妊薬（oral contraceptive；OC）や子宮内避妊器具（intrauterine device；IUD）の使用率は低くなっています[1]。また，それぞれの避妊効果は，表2に示すようにパール指数（PI：ある避妊法を100人の女性が1年間用いた場合に避妊に失敗する人数）で評価されます[2]。

■ コンドーム

　日本において最も使用されている方法であり，比較的安価で，避妊効果だけでなく性感染症を防止することができます。しかし，正しく使用してもPIは2％

表1 日本の女性が現在用いている避妊法

避妊法	割合(%)
コンドーム	84.2
腟外射精	15.1
周期法	5.1
OC	3.7
女性不妊手術	1.3
IUD	0.7
男性不妊手術	0.3

(文献1)より引用・改変)

表2 各種避妊法のPI*

方法	一般的な使用**(%)	理想的な使用***(%)
コンドーム	18	2
OC	9	0.3
IUD(銅付加)	0.8	0.6
IUD(黄体ホルモン付加)	0.2	0.2
ペッサリー	12	6
殺精子剤	28	18
周期法	24	0.4〜5
女性不妊手術	0.5	0.5
男性不妊手術	0.15	0.1
避妊せず	85	85

＊：ある避妊法を100人の女性が1年間用いた場合に避妊に失敗する人数
＊＊：選んだ方法を使用したにもかかわらず，妊娠してしまった場合
＊＊＊：選んだ方法を正しく続けて使用したにもかかわらず，妊娠してしまった場合

(文献2)より引用・改変)

とOCやIUDと比べ高く(**表2**)[2)]，**正しい装着法と装着・除去のタイミング**を理解しなければ破損や脱落の原因となり，避妊効果はさらに低下します。また，男性の協力が必要であり女性の意思のみでは実行できません。以前はラテックス製

第5章 女性が抱えるその他の問題を考える

がほとんどでしたが、最近はポリウレタン製のものもありラテックス製より保存性やアレルギーの面で優れているものの、伸縮性で劣り、外れるリスクが高くなります[3]。腟に挿入する女性用のものもありますが、装着時に痛みや出血を伴うこともあります。

■ 経口避妊薬（OC）

エストロゲンとプロゲステロンの合剤で排卵を抑制するほか、精子の子宮内への侵入防止、卵子と精子の運動阻害、受精卵の着床阻害に関与すると考えられています。PIが0.3％と非常に低く（表2）[2]、使用法が簡単で女性の意思のみで実行可能です。禁忌などは、表3に示します。静脈血栓症の相対危険度は10万人あたり25例と非使用時に比し5倍まで上昇しますが[4]、全体としてはごくわずかです。ちなみに、妊娠中の静脈血栓症の相対危険度は非妊時と比し12倍となるため、静脈血栓症のリスクは妊娠時のほうがOC使用時より2倍以上高くなります。OC開始初期には不正性器出血や嘔気、乳房痛、乳房緊満などがみられることがありますが、数周期使用すれば自然に軽減することが多く、また発がんに関して子宮頸がんは長期使用により増加する可能性が指摘されています（5年未満の使用（RR 1.1, 95% CI 1.1〜1.2）、5〜9年の使用（RR 1.6, 95% CI 1.4〜1.7）、10年以上の使用（RR 2.2, 95% CI 1.9〜2.4）[5]）。乳がんの可能性は低い（RR 1.0, 95% CI 0.8〜1.3）[6]とされており、子宮体がんや卵巣がんは減少します。ほかに、OCの副効用として月経困難症、月経不順、不正出血、過多月経、子宮内膜症、良性乳房疾患、良性卵巣腫瘍、大腸がん、骨粗鬆症、尋常性痤瘡、関節リウマチなどの発症率も低下します。しかし、海外に比べ日本での普及率は3.7％といまだ低い状態です[1]。

■ 子宮内避妊器具（IUD）

子宮腔内に挿入し、主に子宮局所で無菌性の炎症反応を誘導し殺精子作用として働くほか、着床阻害にも関与します。効果を高めるため、銅や黄体ホルモンを付加した製品もあります。PIは銅付加は0.6％、黄体ホルモン付加は0.2％と低く（表2）[2]、継続性があり女性の意思のみで実行可能です。また、授乳時でも使用が可能です。しかし、挿入・抜去時に診察が必要で多少の疼痛を伴い、未産婦には挿入不能のことがあります。また、**不正性器出血や骨盤内感染症の原因**となったり、自然脱出が稀に起こる場合もあります。挿入前には、症状がなくても

表3　OCの服用禁忌と慎重投与

	禁忌	慎重投与
年齢	骨成長途中の思春期前の女性	40歳以上
肥満		BMI 30以上
喫煙	35歳以上で1日15本以上の喫煙者	禁忌対象者以外の喫煙者
高血圧	軽度以外の高血圧症	軽度の高血圧
糖尿病	血管病変を伴う糖尿病	耐糖能低下
妊娠	妊娠または妊娠している可能性あり	
産褥	産後4週間以内	
授乳	授乳中	
手術など	手術前4週間以内，手術後2週間以内，長期安静状態	
心疾患	肺高血圧症または心房細動合併の心臓弁膜症 亜急性細菌性心内膜炎既往のある心臓弁膜症	心臓弁膜症，心疾患
肝臓疾患	重篤な肝障害，肝腫瘍	肝障害
偏頭痛	前兆(閃輝暗点，星型閃光など)を伴う偏頭痛	前兆を伴わない偏頭痛
乳腺疾患	乳がん	乳房の結節，乳がんの家族歴
血栓症	抗リン脂質抗体を含む血栓性素因 血栓性静脈炎，肺塞栓症，脳血管障害，冠動脈疾患とその既往	血栓症の家族歴
その他	エストロゲン依存性腫瘍(子宮筋腫以外) 子宮頸がんとその疑い 診断の確定していない異常性器出血 耳硬化症，脂質代謝異常 妊娠中の黄疸，持続性瘙痒症の既往 妊娠ヘルペスの既往	ポルフィリン症 てんかん テタニー 腎疾患またはその既往 子宮筋腫

(添付文書より作成)

クラミジア感染症の確認が推奨されています[7]。期間は製品によって異なりますが2～5年ごとの入れ替えが必要であり，抜去すると炎症反応は速やかに消失し妊孕能は回復します[3]。通常の避妊法だけではなく，**緊急避妊法**(emergency contraception；EC)としても使用されます。

■ 周期法

　①人間の卵子は，排卵後10〜24時間のみ妊孕能をもつ，②精子は48時間だけ妊孕能をもつ，という前提に基づき，その時期の性交を避ける方法です。排卵時期の推定にはいくつかの方法がありますが，オギノ式は次の予定月経から逆算して12〜16日目に排卵するということから排卵日を推定し，基礎体温法は排卵時に低温相から高温相に移行することを利用します。また，頸管粘液法は排卵日近くになると頸管粘液の量が増え，粘稠性が低下することを利用します。市販の排卵検査薬で予測することも可能です。こういった技術は1つだけ，もしくは組み合わせて使用されていますが，PIは高くなっています（表2）[2]。

■ 不妊手術

　外科的に卵管や精管を切断・結紮する方法で，女性の場合は帝王切開時に同時に行うことも可能です。PIが0.1〜0.5％と低く（表2）[2]，基本的には永久的な避妊法です。しかし，外科的治療を要し，施行後に挙児を希望された場合は再建手術あるいは体外受精が必要となります。

■ 海外と比較して

　避妊法としてはペッサリーや殺精子剤などもありますが，現在日本ではあまり使用されていません。海外ではOCの普及が進んでおり，米国では28％[3]，最も多いドイツでは52.6％[8]と非常に高く，また年齢が進んでもIUDや不妊手術などの避妊効果が高い方法が高頻度に選ばれています[9]。米国での報告によると，教育レベルの高い女性のほうがOCの選択率が高いとされています[3]。日本でも正しい情報を発信し，今後避妊効果が高い方法の普及が望まれます。また，海外ではホルモン製剤としてプロゲスチンの長時間作用型注射薬やインプラントを皮下に埋没する方法なども使用されています[3]。

2 緊急避妊法（EC）

　ECとは，妊娠を望まない女性が避妊措置に失敗，あるいは避妊措置を講じなかった性交後に妊娠の危険性を減少させる手段です。ECは①避妊をしない性交後，②避妊法を施行したが不適切な方法などで失敗したとき，③性的暴行後などに適用されます。

ECの方法として，薬剤を使用する方法とIUDを使用する方法の2種類があります。また，これらの方法で妊娠が回避できたとしても，**通常の避妊法を怠らないように指導することが重要**です。

■ レボノルゲストレル（LNG）法

日本でも，2011年より使用可能となりました。作用機序は不明な点もありますが，排卵抑制と着床障害の関連が考えられています。使用方法は，性交後72時間以内にレボノルゲストレル（LNG（ノルレボ®））を服用します。日本におけるLNG法での妊娠率は2.1％[10]であり，Yuzpe法と比べて1回の内服で済み，コンプライアンスが高まります。有害事象として，嘔吐はほとんどみられませんが3.6％に悪心を認め[7]，ほかに不正性器出血や頭痛などがあります。重篤な肝障害のある患者，妊婦には使用禁忌です。

■ Yuzpe法

LNG法が認可される前に日本で一般的に行われていた方法です。使用方法は，性交後72時間以内にノルゲストレルとエチニルエストラジオールの合剤（プラノバール®）を服用し，さらに12時間後に同じものを服用します。コストはYuzpe法のほうが安価ですが，妊娠率は2.6％[10]，有害事象に関しても悪心が50.1％，嘔吐が14.8％とLNG法に比し劣ります[7]。

■ 銅付加IUD

銅付加IUDを性交後120時間以内に挿入する方法もあり妊娠率は1％未満ですが[7]，ほかの方法よりかなり高価です。副作用として骨盤内感染のリスクがありますが，一般的に低い頻度です。ECとして使用した銅付加IUDはその後通常の避妊法として装着を続けてもよく，中長期の避妊を継続する予定者には有用です。禁忌ではありませんが，感染症が疑われる対象者には感染を悪化させる危険性があり，妊娠経験のない女性には挿入が容易ではありません。

上記の方法以外に，海外では2010年よりulipristal acetate 30 mg単回投与が新たなる方法として使用されています。妊娠率はLNG法の2.2％に対し1.4％と優れており安全性は同等で[11]，性交後120時間まで投与可能であることから，内服によるECとして日本でも速やかに認可されることを期待します。

3 人工妊娠中絶

　日本の人工妊娠中絶数は，厚生労働省の報告によると1955年の約117万件をピークに2013年では約18万件と年々減少してきています[12]。日本では，欧米諸国と比べPIの低いOCやIUDの選択率が低いにもかかわらず，中絶の割合は出生数の18.1％（2013年）と欧米と同等かむしろ低い数字です[12]。2013年度の日本の虐待児死亡の22.2％が望まない妊娠・計画していない妊娠であることから[13]，これらを避けることは社会的に必要なことであり，適切で中立的な情報提供が重要です。

　「母体保護法」では，①妊娠の継続または分娩が身体的または経済的理由により母体の健康を著しく害するおそれのあるもの，②暴行もしくは脅迫によってまたは抵抗もしくは拒絶することができない間に姦淫されて妊娠したものは，本人および配偶者の同意を得て，母体保護法指定医が人工妊娠中絶を行うことができます。同意に関しては，状況によっては本人の同意だけで足りますが，未成年の場合は手術の同意者は親権者という観点から慣習的に親権者の同意が必要とみなされています。現在，本邦では妊娠22週未満が適応となっており，人工妊娠中絶の方法は妊娠12週未満か以降かで対応が異なります。

■ 妊娠初期（妊娠12週未満）

　妊娠12週未満に対しては，子宮内容除去術が施行されます。麻酔下に器具を用いて子宮頸管の拡張を行い，搔爬術や吸引術で妊卵と絨毛組織を摘出しますが，合併症として絨毛遺残，子宮穿孔やそれに伴う腸管や膀胱の損傷，頸管損傷，子宮内腔の癒着，出血，感染などがあります。子宮内腔の癒着は以後不妊の原因となることがあり，近年では胎盤遺残，子宮穿孔，子宮腔内癒着のリスクを減らすため吸引術にて行われる傾向にあります（世界保健機構（WHO）[14]は，搔爬術から吸引術や薬物治療への変更を推奨しています）。

■ 妊娠中期（妊娠12週以降22週未満）

　妊娠12週以降は胎児が大きく日本では上記の搔爬術や吸引術は使用できないため分娩に近い方法をとることとなり，一般的に中期中絶と呼ばれます。施設により期間は異なりますが，入院が必要となります。子宮頸管拡張後にゲメプロスト腟坐剤（プレグランディン®）を用いて分娩誘発を行う方法が，日本で行われる

唯一の方法です。ゲメプロストは1日最大の5mgまでの使用で流産率が89.6%と報告されていますが[15]，児娩出に至らなかった場合は数日かけて同様の処置を繰り返す必要があります。合併症としては悪心，嘔吐，下痢，発熱，頸管裂傷，子宮破裂などが報告されています。また，12週以降の中絶は死産届を役所に提出し，火葬や埋葬が必要となります。

■ 海外での人工妊娠中絶に関して

人工妊娠中絶を行うことができる週数の上限は，国や地域によって異なります。妊娠初期では日本で行われている外科的な方法以外に，欧米ではミソプロストール（サイトテック®）とミフェプリストン（本邦未承認）を内服する方法が行われています。外科的手法と比べ外科手技や麻酔は不要となりこれらに伴う合併症を避けることができ，処置開始から数日～数週間要することもありますが自宅での管理が可能となります。医療者の高い技術を必要とせず病院外でも行え，持ち運びも便利であり保存も容易であるため，低医療資源国でも安全に行える方法です。成功率は外科的手法が99%に対し，内服による方法は95%とされています[16]。しかし，どちらの薬剤も日本では人工妊娠中絶での適応がありません。

妊娠中期では日本で行われているゲメプロストを用いる方法は世界的には一般的ではなく，米国では95%の症例に対しDilation and Evacuation（D&E）が施行されており[17]，WHOも陣痛誘発よりD&Eを推奨しています。D&Eは，器具やミソプロストールなどの薬剤を使用し子宮頸部を熟化後，麻酔下に器具を用いて子宮頸管をさらに拡張し，鉗子や吸引器を用いて児を娩出する方法です。合併症としては，出血や子宮破裂などが報告されています[13]。

4 望まない妊娠を繰り返さないために

日本の人工妊娠中絶を経験した女性の35.6%は，反復して人工妊娠中絶を行っています[18]。このことより，ECや人工妊娠中絶を経験した患者には次に**同様のことを繰り返さないように教育する**ことが重要です。具体的には，普段どのような避妊法を使用しているのかを確認し，確実性が低いものであればより確実性が高いOCやIUDに切り替え，正しい方法で使用していない場合は正しい使用法を指導する必要があります。日本の添付文書上でも，銅付加IUDや黄体ホルモン付加IUDは人工妊娠中絶および流産の処置の終了と同時に留置すること

第5章 女性が抱えるその他の問題を考える

が可能で，海外では1年以内の再中絶を減らす効果があることが示されています．分娩後は，子宮の回復(6週間以上)を待って装着することとされていますが，禁忌とはされていません．

文献

1) 北村邦夫. 産と婦. 2013；**80**：1003-9.
2) Trussell J. Contraception. 2011；**83**：397-404.
3) Shoupe D. Contraception. In：Goldman MB, et al, editors. Women and Health. 2nd ed. Florida：Academic Press；2012. p.209-34.
4) Committee on Safety of Medicines. Current Problems in Pharmacovigilance. 1999；**25**：1-2.
5) Smith JS, et al. Lancet. 2003；**361**：1159-67.
6) Marchbanks PA, et al. N Engl J Med. 2002；**346**：2025-32.
7) 日本産科婦人科学会 編. 緊急避妊法の適正使用に関する指針. 2011.
8) 北村邦夫. 薬局. 2006；**57**：1987-93.
9) Oddens BJ, et al. J Biosoc Sci. 1997；**29**：415-35.
10) 北村邦夫. 産と婦. 2007；**74**：1385-9.
11) Glasier AF, et al. Lancet. 2010；**375**：555-62.
12) 国立社会保障・人口問題研究所. 人口統計資料集2015年版. http://www.ipss.go.jp/syoushika/tohkei/Popular/Popular2015.asp?chap=0, (閲覧：2015-12-11)
13) 社会保障審議会児童部会児童虐待等要保護事例の検証に関する専門委員会. 子ども虐待による死亡事例等の検証結果等について(第11次報告). 2015-10. http://www.mhlw.go.jp/stf/seisakunitsuite/bunya/0000099920.html, (閲覧：2015-12-11)
14) World Health Organization, Department of Reproductive Health and Research. Safe abortion：technical and policy guidance for health systems. 2nd ed. 2012.
15) 小野薬品工業.〈治療的流産〉臨床成績集計(社内資料). プレグランディン® 添付文書.
16) American College of Obstetricians and Gynecologists. Obstet Gynecol. 2014；**123**：676-92.
17) American College of Obstetricians and Gynecologists. Obstet Gynecol. 2013；**121**：1394-406.
18) 北村邦夫. 産と婦. 2012；**79**：1347-54.

今は妊娠したくない女性・
望まない妊娠に悩む女性のミカタ

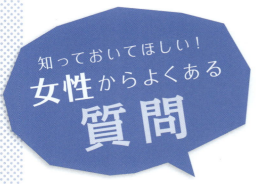
知っておいてほしい！
女性からよくある
質問

Q1. OCが適応とならない人は？

　　OCの禁忌，慎重投与の基準を表3に示します。このような患者には，IUDなど別の避妊法の選択が望ましいです。

Q2. OC内服中に気をつけることは？

- 飲み忘れないように一定の時間に服薬する。
- 消退出血が2周期続けて発来しない場合は，妊娠の有無を確認する。
- 下肢の痛みや浮腫などがあれば深部静脈血栓症，呼吸苦や胸痛があれば肺塞栓症の可能性があるため病院へ受診する。
- OCにより高血圧が発症することがあり，定期的に血圧を測定する。
- 手術を受ける際には必ず担当医にOCを使用していることを伝え，術前4週間は服用しない。

第5章 女性が抱えるその他の問題を考える

3 性的な問題に悩む女性のミカタ

こうむら女性クリニック院長　甲村 弘子

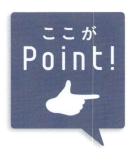

- 男性の性機能障害のなかで，勃起障害（ED）などは社会的認知度が高い。しかし，女性の性機能障害については，男性と同様に存在するにもかかわらず世間ではあまり知られていない。
- 性機能障害は身体的要因と心理的要因により起こるが，両者が複雑に重なり合って発生する。
- 性器−骨盤痛・挿入障害のなかで多い原因はエストロゲンの不足によるものであり，女性ホルモン補充療法が有効である。
- 性的関心・興奮障害あるいはオルガズム障害と診断した場合は，行動療法やカウンセリングを中心とする性治療の専門家へ紹介する。

1 性機能障害とは

「性交時に痛みを伴い苦痛である」，「性行為で快感を得られない」，「腟の痛みのために挿入ができない」といった性に関する愁訴は，産婦人科の外来でしばしば遭遇します。**性機能障害とは，性的な問題に関する愁訴や障害のために本人が苦痛を感じている疾患群を指します**。年代は，若年女性〜更年期以降の女性までと幅広く，はじめての性経験のときから障害のある生来型の場合と，それまでは

問題がなかったのにある時期から障害が発生する獲得型の場合に分けられます。また，障害が特定の刺激またはパートナーに限られていない全般型と，特定の状況に限られる状況型という分類もあります。性機能障害は身体的要因と心理的要因により起こりますが，これらの要因は多岐にわたり複雑に絡み合っており，要因を明確に区別できないことも多くみられます。

性機能障害について述べる前に，正常な性機能について以下に解説します。

ヒトの性反応については，MastersとJohnsonによる研究[1]により連続する4つの段階（興奮期，安定期，オルガズム期，回復期）からなることが明らかにされてきました。これは，後にKaplan[2]により「欲求相」，「興奮相」，「オルガズム相」の三段階モデルの提唱へと進み，この三相概念は米国精神医学会の診断基準や国際疾病分類（ICD-10）の性機能障害分類の基本となっています。男性と女性の性反応は基本的には同じですが，その身体的特徴により細部では異なっており，男性の性反応は上記の三段階の連続性からなりますが女性ではより複雑で単なる連続的なものではないとされます。さらに，**女性の性反応は男性に比べて，より情緒性や相手との関係性に影響されるものであると理解されています。**

2 性機能障害にはどのようなものがあるか

性機能障害の分類は，上述した性反応の三相概念（欲求相・興奮相・オルガズム相の三段階モデル）に基づいて行われてきました。すなわち，女性性機能障害は性的欲求の障害，性的興奮の障害，オルガズム障害という性反応の一連の障害に加えて，主に女性で問題となる「疼痛障害」という4種のカテゴリーとして発展してきました。しかし，研究が進むなかで三相の境界は曖昧で互いに影響を及ぼし合うことや，いくつかの相をまたぐ性機能障害があることなどから，必ずしも三相概念は重視されなくなってきました。2013年に改訂された米国精神医学会による精神疾患の診断・統計マニュアル**DSM-5**[3]**では，このような点をふまえて，それまでの診断基準とは異なり三相ごとの分類とはなっておらず，欲求相・興奮相をまたぐ疾患概念が提唱されています。また，男女それぞれが独自のものとなっています**[4]。

表1に性機能障害の分類を示しますが，まず女性の性機能障害について述べます。女性の性的関心・興奮障害（Female Sexual Interest/Arousal Disorder）は，性的な欲求が低下したり十分な性的興奮が得られないことです。心理的・感

第5章 女性が抱えるその他の問題を考える

情的因子によって起こることもあれば，内分泌的異常，薬物や手術などに続発して起こることもあり，腟や陰核の血流の減少，骨盤の手術などの医原的・生理的原因により性的興奮障害が起こることが知られています[5]。また，自然閉経や医原性閉経により起こる女性ホルモンの減少は，性的欲求の低下をもたらします。女性のオルガズム障害(Female Orgasmic Disorder)は，十分な性的刺激や性的興奮を得ているにもかかわらずオルガズムの欠如やオルガズム感覚の著しい低下がみられることです。一度もオルガズムに達したことがない原発性のものには，心的外傷や性的虐待の既往があるものがあるとされ，また続発性のオルガズム障害は外科的手術，外傷，内分泌異常などによって起こります。性器−骨盤痛・挿入障害(Genito-Pelvic Pain/Penetration Disorder)は，性交に伴う性器の痛みや腟痙攣(ワギニスムス)といわれる腟壁筋肉の不随意なけいれんにより腟への挿入が困難になることです。生理的要因・心理的要因により起こり，腟痙攣では痛みへの恐怖，挿入への恐怖などがみられます。

男性の性機能障害には，勃起障害(Erectile Disorder)，男性の性欲低下障害(Male Hypoactive Sexual Desire Disorder)，早漏(Premature (Early) Ejaculation)，射精遅延(Delayed Ejaculation)がありますが，ここでは詳細は省略します。

男女共通してみられるその他の性機能障害には，アルコールや薬物，薬剤によ

表1 性機能障害の分類

女性の性機能障害
1. 女性の性的関心・興奮障害(Female Sexual Interest/Arousal Disorder)
2. 女性のオルガズム障害(Female Orgasmic Disorder)
3. 性器−骨盤痛・挿入障害(Genito-Pelvic Pain/Penetration Disorder)

男性の性機能障害
1. 勃起障害(Erectile Disorder)
2. 男性の性欲低下障害(Male Hypoactive Sexual Desire Disorder)
3. 早漏(Premature (Early) Ejaculation)
4. 射精遅延(Delayed Ejaculation)

その他の性機能障害
1. 物質・医薬品誘発性性機能障害(Substance/Medication-Induced Sexual Dysfunction)
2. 他の特定される性機能障害(Other Specified Sexual Dysfunction)
3. 特定不能の性機能障害(Unspecified Sexual Dysfunction)

(文献3)より引用)

る物質・医薬品誘発性性機能障害（Substance/Medication-Induced Sexual Dysfunction）などがあります。

3 性機能障害の原因

多くは身体的要因・心理的要因が複合的に重なり合って発生します。表2に，女性性機能障害の原因を示します[6]。

■ 身体的要因

まず，器質的疾患，すなわち身体的な原因について挙げます。神経性のものとして，脊髄損傷といった中枢神経疾患，もしくは糖尿病といった末梢神経系の疾患は女性性機能障害の原因になり，また閉経，早発閉経，視床下部・下垂体系の機能不全による性ホルモンの低下に基づく内分泌性のものは，女性性機能障害の原因のなかでよくみられます。高血圧，高コレステロール血症，糖尿病，喫煙，心疾患など動脈硬化を引き起こす疾患は，男女両者において性的愁訴に関係し，さらに骨盤骨折や鈍的外傷，外科的処置など骨盤面の損傷は局所の血流を減少させ，性機能障害を訴えます。また，解剖学的な原因や薬剤の副作用によるものがあり，抗精神薬は女性の性反応に明らかに影響を与え，合併症を伴わないうつ病に最もよく用いられる選択的セロトニン再取り込み阻害薬（selective serotonin reuptake inhibitor；SSRI）は性への興味の減退を引き起こします。

表2 女性性機能障害の原因

身体的要因		
神経性	中枢神経；脊髄損傷	
	末梢神経；上位運動神経障害，末梢神経障害（糖尿病）	
内分泌性	閉経，早発閉経，視床下部・下垂体性性腺機能障害，避妊薬使用	
血管性	動脈硬化，外傷	
解剖学的	骨盤底障害（hypotonicity），けいれん（hypertonicity）	
薬剤性	抗うつ薬（SSRI）	
心理的要因		
情緒的	ボディイメージや自尊感情の乏しさ，気分障害，疲労，ストレス	
関係性	結婚の，あるいは関係性の問題，心的外傷の経験，文化的要因	

（文献6）より引用・改変）

■ 心理的要因

　女性においては，上記に述べた器質的異常の有無にかかわらず，**自尊感情や自身のボディイメージが乏しい場合**，**パートナーとの人間関係に問題のある場合**，**不安・抑うつなど気分障害のある場合**，**性的虐待や疼痛など過去にネガティブな性的経験がある場合**など，情緒的な因子や人間関係の問題は性的興奮に明らかに影響を及ぼします。さらに，パートナーがいるかいないか，付き合いの長さ，パートナーに対する女性自身の感情などのほか，男性パートナーの年齢，健康度，性的機能も女性の性的活動に大きく影響を与えます。

■ 女性の性機能におけるホルモンの役割

　閉経による**エストロゲンレベルの低下**は腟粘膜の萎縮，性的興奮時の腟潤滑液分泌（lubrication）の低下を招き，性交痛の直接的な原因となります。痛みそのもの，およびその予期不安から性的関心や性的興奮は抑制され，増悪する性交痛から性欲障害というように悪循環を招きます[7]。性交痛や性欲障害といった愁訴と低レベルのエストロゲンの間には直接の相関関係があり，症状はエストロゲンの補充により明らかに改善されることが報告されています[8]。一方，**テストステロンの減少**も性的欲求や性的興奮の低下と関係があり，性機能障害を引き起こします。

4 性機能障害の治療

　女性の性機能障害の分類（表1）のなかで挙げた「性的関心・興奮障害」および「オルガズム障害」では，行動療法やカウンセリングを中心とした専門的治療が行われます。カップルとしての面接治療，男女双方への検査やアプローチが必要であり[7]，特別な治療環境や技能をもつセックス・カウンセリングやセックス・セラピーの専門家への受診が勧められます。

　腟痙攣（ワギニスムス）には，行動療法としての系統的脱感作療法が用いられており，抵抗感の少ない自身の指などの挿入から始め，順次サイズの大きい器具を用いた挿入練習をします。

　閉経後女性の性交痛に対しては女性ホルモン補充療法が用いられ，のぼせ・ほてりなどの血管運動神経症状の改善，骨粗鬆症の予防・治療と並んで有用性がきわめて高いとされています[9]。内服や経皮剤による全身投与のほかに，エストリ

オール製剤の局所投与（腟坐剤）が勧められます。エストロゲン補充は陰核の感受性を高め，性的欲求を増加させ性交痛を軽減させます。海外ではエストロゲンクリームや腟内エストラジオールリングが使用されていますが，本邦では認可されていません[10)11)]。これらは，局所に低用量のエストロゲンを放出することを可能にし，乳がん患者や他の経口・経皮製剤を使用できない患者にも恩恵をもたらすと推測されます。また，腟潤滑液分泌不全には性交時に使用する潤滑液補助剤（lubricant）が有益であり，一般社団法人 日本家族計画協会が開発したリューブゼリー® があります。

　女性性機能障害の愁訴が心因性のものばかりではなく，可能な薬剤治療法があるということを理解することは，きわめて重要なことです。

5 終わりに

　「性の健康」とは「セクシュアリティに関わる身体的，精神的，社会的に well being の状態」であり，性機能障害の治療や研究もこれに含まれます。慢性疾患を抱える女性のセクシュアリティや婦人科がん・乳がんをはじめとするがん患者の性の健康が注目を集めつつあり，今後さらに発展していくことが望まれます。

文献

1) Masters WH, et al, editors. Human Sexual Response. Boston：Little Brown & Co；1966.
2) Kaplan HS, editor. The New Sex Therapy. New York：Psychology Press；1974.
3) American Psychiatric Association, editor. Diagnostic and Statistical Manual of Mental Disorders：DSM-5. 5th ed. 2013.
4) 針間克己．日性科会誌．2014；**32**：3-15.
5) Goldstein I, et al. Int J Impot Res. 1998；**10**(Suppl. 2)：S84-90.
6) Latif EZ, et al. Fertil Steril. 2013；**100**：898-904.
7) 大川玲子．日心療内誌．2013；**17**：93-9.
8) Sarrel PM, et al. Obstet Gynecol. 1990；**75**(Suppl.)：26S-30S.
9) 日本産科婦人科学会・日本女性医学学会 編．ホルモン補充療法ガイドライン 2012 年度版．2012.
10) 日本女性医学学会 編．女性医学ガイドブック 更年期医療編 2014 年度版．東京：金原出版；2014.
11) 大川玲子．中高年女性の性機能障害．日女性医会誌．2012；**20**：115-8.

第5章 女性が抱えるその他の問題を考える

知っておいてほしい！女性からよくある質問

Q1. 「痛みのために性行為が苦痛である」という更年期の女性が受診したら？

閉経後はエストロゲン欠乏のため腟が乾燥して萎縮し，性的興奮時の腟潤滑液分泌が低下して性交しにくくなり性交痛が生じてきます。閉経後のエストロゲン不足が原因で起こるさまざまな症状や病気に対して，女性ホルモン補充療法の有用性が高いことが知られています。女性ホルモン補充療法は，性交痛の治療にきわめて有効であることが示されており，全身投与でも局所投与でも有効ですが，子宮内膜増殖作用の弱いエストリオール製剤の腟内投与が勧められます。

Q2. 「妊娠を希望しているが，性行為ができない」というカップルが来院したら？

いわゆる未完成婚と呼ばれるものであり，婚姻またはそれと同等の関係にあるカップルであるが性器性交ができないという病態です。これには，男性に原因がある場合と女性に原因がある場合があります。さらに，両者ともに原因のある場合もあり，これらを鑑別します。結婚後，性行為のないままどこへも相談できずに年数を経て，女性の妊娠可能な年齢を心配して意を決して受診する場合が多いです。

男性では勃起障害（ED）が多いですが，その場合は適切な治療機関へ紹介します。女性側の原因で最も多いのは，性器-骨盤痛・挿入障害で，性器の痛みや腟痙攣（ワギニスムス）といわれる腟壁筋肉の不随意なけいれんにより腟への挿入が困難になり，恐怖のために性交を経験できない状態です。治療としては，行動療法としての系統的脱感作療法が行われます。婦人科を受診した際には，内診台に上がれれば腟鏡診を行って器質的疾患を除外します。腟挿入への拒絶反応を減じていくような治療となります。

その他，性器性交ばかりでなく抱擁や愛撫などの身体接触に対して嫌悪感を抱く性嫌悪障害があり，多くは生来性でトラウマなどの心理的原因があります。治療は困難な場合が多く，DSM-5では性機能障害ではなく不安障害に分類されています。

性治療には時間がかかるため，女性の加齢による妊孕性の低下を懸念して，患者との相談により人工授精などの不妊治療を先行させる場合もあります。

読者へのメッセージ MESSAGE

「セックスレス」

　「セックスレス」とは，日本性科学会によれば，『特殊な事情が認められないにもかかわらず，カップルの合意した性交あるいはセクシャル・コンタクトが1ヵ月以上なく，その後も長期にわたることが予想される場合』と定義されています（1994年）。カップルのどちらかがセックスを望んでいるのに，長期間それができない状態を「セックスレス」と呼ぶのが実際的なところです。

　わが国のセックスレスに関する調査はこれまでいくつか行われてきましたが，厚生労働科学研究「第5回男女の生活と意識に関する調査」（2010年）によれば，婚姻関係にあるカップルの40.8%がセックスレスであり，また少しさかのぼりますが，2001年のNHK調査では20〜40代の14.7%がセックスレスでした。これは，調査をした時期，対象者，調査方法の違いなどによる数字の差と思われますが，いずれにしてもセックスレスであるカップルは少なくないことを示しています。

　前者の調査では，セックスレスの原因は男性では「仕事で疲れている」，女性では「面倒くさい」，「出産後何となく」が多い理由であり，男性の働きすぎ，女性では出産後の身体的・精神的変化も要因の一部になっていることが推測されます。

　「セックスレス」は多分に社会的・文化的な意味をもつ用語であり，疾患名ではないもののセックスレスとなる原因には本稿で述べてきた性機能障害のいずれもが挙げられます。男性側に原因のある場合もあり，女性側の問題である場合もあります。いずれにしても，セックスレスの相談を受けた場合には性機能障害全般に対する知識をもって男女双方へ対応することになります。

第5章 女性が抱えるその他の問題を考える

4 DV被害女性のミカタ
―その発見と対応―

阪南中央病院産婦人科／部長[*]
海野ひかり・加藤 治子・山枡 誠一[*]

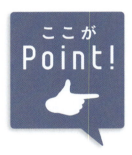
ここがPoint!

- ☑ **DV被害者は，さまざまな診療科を訪れる**
  DV被害者は，あらゆる診療科を受診する可能性がある。よって，すべての診療科での発見と対応が重要である。

- ☑ **DV発見のきっかけは，丁寧な問診と注意深い観察から**
  受傷原因についての曖昧な供述や説明のつかない受傷機転，おどおどした態度，多様な不定愁訴などがDV発見のきっかけとなることが多い。

- ☑ **DVを疑ったときの対応手順の取り決めを作っておく**
  なかなか打ち明けられないことを前提に注意深く問診をとり，パートナーからの暴力・暴言の存在を疑ったとき，医療ソーシャルワーカー（MSW）などと連携し院内取り決めに従って躊躇せず対応する。

- ☑ **支援につなぐ**
  本人の希望に沿って相談窓口などの情報提供を行い，警察や配偶者暴力相談支援センターに通告できることを伝える。通告を希望しない場合は，少なくとも相談先を伝える。生命の危険がある場合は，医師の判断で警察へ通告する。

1 はじめに

　DV(domestic violence)被害の多くは女性であるため，本稿では女性へのDVについて解説します。

　DVとは，夫や恋人などの親しい関係にあるパートナーからの暴力をいい，身体的暴力のみならず，精神的暴力，社会的暴力，経済的暴力，性的暴力が複合したかたちで現れます。日常的に繰り返される暴力が，女性の心と身体に及ぼす影響は計りしれません。2001年に「DV防止法(配偶者からの暴力の防止及び被害者の保護等に関する法律)」(DV発見時の警察への通報，被害者への情報提供の努力義務の規定など)が成立したことにより社会的認識が高まり，2004年，2008年，2013年に改正が行われ，法的な被害者保護は整備されつつあります[1]。被害者は多様な症状を呈して医療機関を受診するため，**ほとんどすべての科で診療する可能性があり**，誰もが被害者でありうるという前提で医療現場ではDV被害のスクリーニングを行うことが重要です。家庭内におけるDVは子どもにとって精神的虐待であり，同時に子どもが身体的虐待を受けていたりネグレクトの状態であることが少なくありません。病院での発見のチャンスを見逃すと間違いなくDVは継続し，被害者および子どもの心身への影響は甚大となります。医療従事者は**DVは人権問題であり医療問題である**ことを認識し対応しなければなりません。

2 DVの種類

■ 身体的暴力

　外傷などの害を及ぼすかもしれない身体的な力を故意に使うこと(例：押し倒す，突き飛ばす，投げ飛ばす，強くつかむ，首を絞める，噛み付く，髪を引っ張る，殴る，蹴る，火傷させる，タバコの火を押し付ける)。

■ 精神的暴力

　精神的な危害または苦痛となる行為，あるいはそうなる恐れのある行為のこと(例：わめく，罵る，怒鳴る，脅す，ばかにする，無視する，侮辱する)。

■ 社会的暴力

　生活や時間を拘束して行動を制限し，支配すること（例：友達と会うことを制限する，携帯電話をチェックする，行動をすべて管理する，病院受診をさせない）。

■ 経済的暴力

　経済的に管理し，自由になるお金をもたせないこと（例：働かない，生活費を入れない，返済のめどもなく借金をする，ギャンブルをする）。

■ 性的暴力

　意思に反して性的行為を強要すること（例：ポルノ強要，中絶の強要，妊娠中の性行為の強要，避妊しない，子どもの前での性交を強要）。

3　被害の実態

　内閣府の調査（平成26年度）によると，結婚したことのある20歳以上の女性1,401人に対するアンケート調査で身体的暴行，心理的攻撃，経済的圧迫，性的強要のいずれかについて配偶者から被害を受けたことがある人をまとめると，23.7％（「何度もあった」9.7％，「1，2度あった」14.0％）にのぼっています[2]。一方，阪南中央病院での調査によると，1999年〜2009年までの妊娠12週以降の分

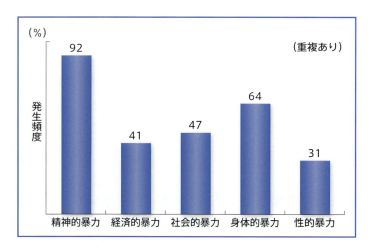

図1　DV被害者173例の受けた暴力の種類とその内訳（妊婦）
(1995年〜2009年，阪南中央病院)

娩 7,169 件中，DV と認識できた事例数は 157 例（2.2％）でした[3)4)]。これは，妊婦健診中の医師や助産師との面談のなかで明らかになったり外傷がきっかけで判明したケースで，かなり重度の DV 被害を拾ったために 2.2％という低い数値になったと考えられます。内閣府のデータを考慮すると，実際の妊婦のなかの DV 被害者はもう少し多いということが推察されます。図1は，同病院において 1995 年〜2009 年の間に DV ありと判明した 173 例の受けた暴力の内訳です。精神的暴力は 100％近くが受けており，身体的暴力は 64％，経済的・社会的暴力は 45％前後，そして性的暴力は一般的には表面化しにくいにもかかわらず 31％も受けていました[4)]。このように，DV は何種類かの暴力が重複して加えられるため，被害者は多様な身体症状を呈して医療機関に訪れます。

4 医療機関における DV 被害者

■ DV 被害者は，さまざまな診療科を訪れる

来院時の主訴は，表1のように診療科ごとに多彩です。

■ DV 発見のきっかけは，丁寧な問診と注意深い観察から

すべての患者に DV 被害があることを念頭に置きながら問診をとり，同時に本人の立ち居振る舞いや家族の様子を観察していくことが DV 発見のきっかけになります（表2）。

表1　DV 被害者の来院時の主訴

診療科	症状
内科	食欲不振，胃痛，呼吸困難，頭痛，めまい，不眠
外科	打撲，火傷，切創，刺創
眼科	眼窩打撲，眼周囲の内出血
耳鼻科	外傷性鼓膜損傷
整形外科	むち打ち，骨折，捻挫
精神科	不安，不眠，パニック症状，うつ状態，自殺企図，摂食障害
産婦人科	不正性器出血，月経異常，性感染症，中絶，望まない妊娠

（筆者作成）

第5章 女性が抱えるその他の問題を考える

　全科において共通する特徴として，**パートナーが本人から離れようとせず，症状や受傷の経緯を説明しようとする**ことがよくあります。また，予約日に連絡がないまま来ない，予約時間に遅れて来る，待ち時間を待てずにクレームを出す，パートナーからのメールを常に気にして落ち着かないなどの様子が見受けられます。

> ### アドバイス
>
> 　全科・救急外来での初診時の問診票に，パートナーからの暴言や暴力がないかどうかの質問項目を追加しておくことを推奨します。問診票の記載は，パートナーと離し本人1人でできるように配慮することが必要です。
> 【質問項目の例】
> ・あなたはパートナー（夫や恋人）との関係で悩んでいることはありませんか。
> 　　　　　　　　　　　　　（ある・ない）　　例：きつい言葉や暴力

表2　各科におけるDV発見のきっかけ

診療科	DV発見のきっかけとなる例
内科系	・器質的な異常や検査上の異常がみつからないにもかかわらず，訴えが続く ・治療により改善しないことが多い ・家族関係，生活状況の問診に対して答えようとせず，不安な表情がみられる
外科系	・自分で転んだというが左眼窩周囲の内出血がみられる，左の鼓膜損傷がみられる（相手の右手で殴られるため），本人が右利きであるのに右前腕に切創がある，火傷というがタバコの火の押し付けが疑われるなど，つじつまの合わない受傷経過が見受けられる
婦人科系	・中絶を何回も繰り返しているにもかかわらず，また妊娠してくる ・避妊をしてくれないという訴え ・性交痛の訴え ・妊婦健診の遅れや未受診

（筆者作成）

■ DVを疑ったときの対応手順の取り決めを作っておく

平素より対応手順について院内で議論し、どのように対応するかの取り決めを作っておきます。まずは、安心して話ができるように**パートナーと本人を分けて医療者による問診**を行います。

医療機関にできることは表3のような内容ですが、安全を第一に考え、医療ソーシャルワーカー(MSW)などと連携して速やかに対応していくためのフローチャート(図2)を作成しておくとよいでしょう[5]。

表3 医療に何ができるか

1. スクリーニング
   すべての女性にDVがありうるという視点での問診
2. 記録の保護
   カルテの記述内容は法的に重要な証拠になる
3. 治療・ケア・カウンセリングによる本人のエンパワーメント
   離別に至らなくても、相手との関係性が変わることもある
4. 入院による安全な場所の提供
   相手からの問い合わせに応じない、相手を病院に入れないことも可能
5. 他機関への紹介
   福祉・女性相談所・弁護士・警察など、ニーズに応じて他機関につなぐ

(筆者作成)

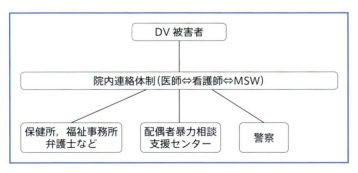

図2 DVを疑ったときの対応手順 (筆者作成)

女性が抱えるその他の問題を考える

医師および看護師による対応の例

①パートナーへ：「まずは，患者様ご本人からお話を伺いますので，ご家族は診察室の外の待合でお待ちください」

②被害者へ：

◎パートナーと分けられた場合

- 「ここは安全な場所です。あなたの同意がなければ，あなたのことを他の人にいうことはしません。もう少し詳しくお話を聞かせてください」
- 「ご家庭のことで困っていることはありませんか？」
- 「パートナーと一緒にいて恐い思いをされていませんか？」
- 「パートナーのきつい言葉や暴力はないですか？」

暴力があるということがわかれば，「どのような理由があっても暴力はあってはならないことです。どのような対策があるかについて相談してみませんか？」と伝え，院内MSWにつなぎます。

暴力を否定されれば，「わかりました」と返答し，「もし今後暴力を受けたり，暴力的な言葉をかけられたときは，相談に来てください」と伝えておきます。

×パートナーと分けられない場合

それっきりの受診とならないよう再診予約を入れ，継続的に診ていけるようにします。医療者と患者との信頼関係を築きつつ，機会を選び以下の内容を伝え続けます。

- いつでも相談にのれること
- あなたが悪いのではなく，暴力をふるう側が間違っていること
- 暴力は人権侵害であること
- 病院は安全な場所で，被害者を守ることができること
- 暴力から逃れるための情報提供ができること

再診を期待できないときは，パートナーにわからないように相談先の電話番号を書いたメモやカードを手渡します。それも危険な場合は，電話番号を暗記させます。また，日常的に外来や病棟のトイレにカードを置いておくことも重要です。

■ 支援へつなぐために

(1)相談窓口の紹介
　MSWにより，当事者の希望に沿って必要な関係機関に紹介します(例：配偶者暴力相談支援センター，福祉事務所，保健センター)。

(2)通報
　医療者はDVを発見した際，警察あるいは配偶者暴力相談支援センターに通報し，一時保護所への入所について相談することができます。これは，本人の希望を聞いたうえですることが望ましいです。ただし，緊急を要するときや傷害の程度が重症であるときは，その限りではなく警察に通報します。

文献
1) 聖路加看護大学 女性を中心にしたケア研究班 編. EBMの手法による周産期ドメスティック・バイオレンスの支援ガイドライン. 2004年版. 東京：金原出版；2005.
2) 内閣府男女共同参画局. 男女間における暴力に関する調査(平成26年度調査). 2015.
3) 加藤治子. Medicina. 2002；**39**：1256-9.
4) 片山美穂. 産婦の実際. 2007；**56**：1401-6.
5) 加藤治子, 他. 女性心身医. 2002；**7**：187-91.

　多くの場合，被害者は自分のことをDV被害者と認識しておらず，自分が悪いからパートナーが怒るのだと思っているため暴力のことまで話をしない。また，病院で話をしてもDV被害がなくなるとは思えないので，「話をしても仕方がない。自分がみじめになるだけ」と思っている。もし話をして，医療者がパートナーに意見でもした場合はさらなる暴力が加えられる可能性があるので，医療者に対する信頼感と安心感がもてるまでは打ち明けてくれない。

第5章 女性が抱えるその他の問題を考える

□症例 こんなときどうする？

　35歳女性，2経妊1経産。2人目の妊娠を主訴に来院。3歳になる第1子は前夫との子。外科スタッフより，「3歳の子どもが火傷で受診しているが，母親の様子がおかしい」と連絡があった。小児科医師が子どもを診察したところ，数ヵ所の内出血斑を認め，虐待を疑っていた。母親本人の顔にも内出血斑を認めていたが，夫の暴力については完全に否定していた。2ヵ月後，子どもは重症の頸椎骨折を負わされ入院となり，母親も切迫早産徴候を認めたため，安全を考え出産まで入院となった。入院後，産婦人科・小児科スタッフをはじめ，臨床心理士やケースワーカーなどが面談を繰り返すなかで徐々に心を開くようになり，夫から暴力を受けていた話をするようになった。さらに，弁護士や子ども家庭センターなどが関わり，告訴までこぎつけ相手は収監された。出産は無事終了し，母親と子ども2人は遠方へ転居，転院となった。

症例のミカタ

DVの発見のきっかけ
- 子どもの火傷の状況と受傷機転が合わない
- 子どもの身体に不自然な内出血斑がある
- 母親の様子がおかしい，おどおどしている，顔に青あざをつくっている
- 本人（母親）は，一貫して夫（父親）からの暴力を否定している

鑑　別
- 母親が子どもに暴力をふるっている可能性：母子関係は良好で暴力はないと判断できた
- 偶発事故の可能性：受傷機転の詳しい問診により否定された

考　察
この症例は，母子ともに最初の問診および診察所見からDVの可能性と子どもの虐待を疑っていたが，母親との関係性が築けず，母親は夫の暴力を否定し続けた。よって，子どもの保護ができないうちに重症の外傷を負わされた。しかし，入院措置により安全が確保されると心を開き，心理士などに自らの生育歴や結婚後DVに苦しんできた状況を語ってくれた。子どもの負傷に対する相手への怒りが表出され，マインドコントロールから解放されていくことにより相手を告訴することができ，母子の安全を担保することができた。

索引

和文索引

あ
- アルコール ……… 96, 186
- アンチ・ドーピング ……… 71

い
- 遺伝性乳がん・卵巣がん ……… 176

え
- エストロゲン ……… 36, 125
- エストロゲン製剤 ……… 149

お
- 黄体ホルモン製剤 ……… 149

か
- 過活動膀胱(OAB) ……… 135
- カフェイン ……… 98, 187
- 下腹部痛 ……… 44
- 下部尿路症状(LUTS) ……… 135
- 間質性膀胱炎 ……… 31

き
- 奇形 ……… 75
- 器質性月経困難症 ……… 22
- 喫煙(タバコ) ……… 97, 185
- 機能性月経困難症 ……… 21
- 稀発月経 ……… 37
- 魚介類摂取 ……… 95
- 禁忌 ……… 75
- 緊急避妊法(EC) ……… 196

く
- クラミジア(*Chlamydia trachomatis*) ……… 45

け
- 経口避妊薬(OC) ……… 16, 194
- 月経 ……… 36
- 月経困難症 ……… 20
- 月経周期とコンディション ……… 67
- 月経前気分不快障害(PMDD) ……… 12
- 月経前症候群(PMS) ……… 12

こ
- 高血圧症 ……… 118
- 更年期障害の診断 ……… 105
- 更年期障害の治療 ……… 112
- 更年期障害の定義 ……… 105
- 骨質 ……… 125
- 骨粗鬆症 ……… 125

	骨盤底筋訓練	140
	骨盤内うっ血症候群	31
	骨盤内炎症性疾患（PID）	45
	骨盤腹膜炎	45
	骨密度	125
	コンドーム	192
さ	産褥うつ病	85
	産褥精神病	88
し	子宮筋腫	22,30,170
	子宮頸がん	56,159
	子宮頸がん検診	56
	子宮頸がんスクリーニング	56
	子宮頸がん予防ワクチン	59
	子宮頸部上皮内腫瘍（CIN）	56
	子宮腺筋症	22
	子宮体がん	159
	子宮内避妊器具（IUD）	194
	子宮内膜炎	22
	子宮内膜がん	171
	子宮内膜症	22,30
	子宮肉腫	171
	脂質異常症	120
	出産後甲状腺炎	90
	症状日誌	14
	女性アスリートの三主徴	69
	人工妊娠中絶	198
す	水銀	95
せ	性機能障害	202
	性交後出血	156
	性交痛	206
	セックスレス	209
	線維筋痛症（FM）	32
	選択的セロトニン再取り込み阻害薬（SSRI）	16
そ	相談窓口	217

和文索引

た
- 帯下 ... 44
- 多嚢胞性卵巣症候群（PCOS） ... 38
- タバコ（喫煙） ... 97, 185

て
- 低骨量 ... 69
- 低用量エストロゲン・プロゲスチン配合薬（LEP） ... 22
- 添付文書 ... 75

と
- 動脈硬化性疾患 ... 116
- ドーピング禁止物質 ... 64
- トキソプラズマ感染 ... 94
- ドロスピレノン・エチニルエストラジオール ... 16

に
- 尿意切迫感 ... 135
- 尿失禁 ... 135
- 妊娠率 ... 181

は
- 排卵予測 ... 184

ひ
- 非ステロイド抗炎症薬（NSAIDs） ... 23
- ヒトパピローマウイルス（HPV） ... 57
- 頻尿 ... 135
- 頻発月経 ... 37

ふ
- 腹水 ... 167
- 腹膜播種 ... 167
- 不正性器出血 ... 157
- 付属器炎 ... 22
- 不妊症 ... 180
- プロゲステロン ... 36

へ
- 閉経 ... 105, 144
- 閉経後出血 ... 156

ほ
- ホルモン補充療法（HRT） ... 118, 130, 144, 206

ま
- マタニティ・ブルーズ ... 85
- 慢性骨盤痛（CPP） ... 28

む	無月経	37, 68
や	薬剤の胎児への影響	74
	やせ志向	98
ゆ	有益性投与	76
ら	卵巣がん	169
	卵巣機能不全	127
り	リステリア感染	94
	淋菌（*Neisseria gonorrhoeae*）	45

欧文索引

C
- CIN（子宮頸部上皮内腫瘍） … 56
- CPP（慢性骨盤痛） … 28

D
- DOHaD 説 … 99
- DV（domestic violence） … 211
- DV 発見のきっかけ … 213
- DV 被害者の主訴 … 213
- DV 被害者の診療科 … 213
- DV 被害者の対応手順 … 215
- DV 防止法 … 211

E
- EC（緊急避妊法） … 196

F
- Fitz-Hugh-Curtis syndrome … 46
- FM（線維筋痛症） … 32

H
- HPV（ヒトパピローマウイルス） … 57
- HRT（ホルモン補充療法） … 118, 130, 144, 206

L
- LEP（低用量エストロゲン・プロゲスチン配合薬） … 22
- LUTS（下部尿路症状） … 135
- Lynch 症候群 … 176

N
- NSAIDs（非ステロイド抗炎症薬） … 23

O
- OAB（過活動膀胱） … 135
- OC（経口避妊薬） … 16, 194

P
- PCOS（多嚢胞性卵巣症候群） … 38
- PID（骨盤内炎症性疾患） … 45
- PMDD（月経前気分不快障害） … 12
- PMS（月経前症候群） … 12

S
- Sheehan 症候群 … 88
- SSRI（選択的セロトニン再取り込み阻害薬） … 16

I
- IUD（子宮内避妊器具） … 194

産婦人科へつなぐ
日常診療での女性のミカタ

定価 本体3,800円(税別)

2016年8月31日　初版第1刷発行Ⓒ

編　集	木村　正	
発行者	松岡光明	
発行所	株式会社メディカルレビュー社	

〒541-0046　大阪市中央区平野町3-2-8 淀屋橋MIビル
　　　　　　電話／06-6223-1468(代)　振替　大阪 6-307302
　　　編集部　電話／06-6223-1667　FAX／06-6223-1338
　　　　　　E-mail／kawai@m-review.co.jp

〒113-0034　東京都文京区湯島3-19-11 湯島ファーストビル
　　　　　　電話／03-3835-3041(代)
　　　販売部　電話／03-3835-3049　FAX／03-3835-3075
　　　　　　E-mail／sale@m-review.co.jp
　　　URL　　http://www.m-review.co.jp

● 本書に掲載された著作物の複写・複製・転載・翻訳・データベースへの取り込みおよび送信(送信可能化権を含む)・上映・譲渡に関する許諾権は(株)メディカルレビュー社が保有しています。
● JCOPY ＜出版者著作権管理機構 委託出版物＞
本書の無断複写は著作権法上での例外を除き、禁じられています。複写される場合は、そのつど事前に出版者著作権管理機構(電話：03-3513-6969, FAX：03-3513-6979, e-mail：info@jcopy.or.jp)の許諾を得てください。

印刷・製本／株式会社アイワード
乱丁・落丁の際はお取り替えいたします。

ISBN 978-4-7792-1739-5　C3047　¥3800E